Physisch und Psychisch in der Pathologie

Nach einem Vortrag, gehalten in der Gesellschaft der
Ärzte in Zürich in der Sitzung vom 30. Januar 1915

von

Professor Dr. E. Bleuler,
Direktor der Psychiatrischen Universitäts-Klinik Zürich-Burghölzli

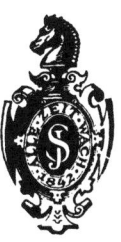

Springer-Verlag Berlin Heidelberg GmbH 1916

ISBN 978-3-662-31922-2   ISBN 978-3-662-32749-4 (eBook)
DOI 10.1007/978-3-662-32749-4

Alle Rechte, insbesondere das der Übersetzung
in fremde Sprachen, vorbehalten.

Copyright by Springer-Verlag Berlin Heidelberg 1916
Ursprünglich erschienen bei Julius Springer in Berlin 1916

Sonderabdruck aus
Zeitschrift für die gesamte Neurologie und Psychiatrie.
Originalien, Bd. XXX, Heft 5.

Durch einen starken Schlag auf den Kopf oder auf die Magengrube, durch einen Blutverlust kann der Vasomotorius eines Gesunden so gereizt werden, daß das Gehirn anämisch wird und eine Ohnmacht eintritt. Wer aber bei leichtem Schlag schon eine Ohnmacht bekommt, oder wessen Ohnmacht ungewöhnlich lange dauert, der muß eine besondere Empfindlichkeit des Vasomotorius, eine ,,Disposition zu Ohnmacht" besitzen. Diese kann einmal so groß werden, daß schon Reize, die jedem begegnen, das Bewußtsein schwinden lassen. Im ersten Falle, beim Gesunden, ist die auslösende Ursache das Alleinmaßgebende, wenn auch ein bestimmter Mechanismus vorhanden und in Tätigkeit gesetzt sein muß, der auf den Reiz Anämie des Gehirns macht. Bei der maximalen Überempfindlichkeit ist die Disposition alles; denn die gewöhnlichen Lebensreize lassen sich nicht vermeiden; auf sie ist gerade die normale Funktion des Vasomotorius zugeschnitten.

Ein ,,Neurotiker" ist abnorm schreckhaft; wenn nur an die Türe geklopft wird, schlottern ihm die Knie so, daß er nicht mehr stehen kann. Auch der normalste Mensch kann bei einem unerwarteten Sinneseindruck erschrecken; dabei wird er leicht starr oder gelähmt, speziell die Knie zittern häufig. Die Neigung zu Lähmung oder Starre gehört zur normalen Schreckreaktion. Es ist nun denkbar, daß sich einmal unter besonders schwierigen Umständen auch beim Gesunden die Schwäche der Beine bis zum Umsinken und das Erstarren bis zu einer längeren Kataplexie steigern könnte, wie es übrigens bei Wilden nicht selten beobachtet wird. Der Mechanismus ist beim Neurotiker und beim Gesunden der nämliche; zu krankhaften Erscheinungen führt er im einen Falle deshalb, weil eine besondere Disposition ihn übertrieben stark in Aktion setzt, im andern, weil ein ungewohntes Ereignis, auf das auch der normale Mechanismus nicht mehr abgestimmt ist, eine übertriebene Wirkung auslöst. Die nämlichen Symptome können entstehen einerseits bei besonderer Disposition, andererseits bei besonderer Stärke oder Dauer des Reizes, vielleicht unter Umständen auch bei besonderer Qualität desselben. Wird der abnorme Reiz etwas schwächer, so kann er doch das Symptom hervorrufen, wenn eine gewisse Disposition da ist. Zwischen den Grenzfällen, die als Beispiel benutzt wurden, sind also Zwischenfälle möglich, und in der Wirklichkeit sind diese das Gewöhnliche, die Grenzfälle äußerst seltene Vorkommnisse; je größer dabei die Disposition, um so weniger stark braucht der auslösende Reiz zu sein und umgekehrt, wobei die Häufigkeit und pathologische Wichtigkeit der Fälle um so größer wird, je stärker die Disposition ist.

Die Disposition zu Ohnmachten oder zu Schrecklähmungen auf gewöhnliche Reize hin verlegen wir aus guten Gründen in die Anlage des Nervensystems; sie ist eine „organische"; auf der organischen Disposition löst der Reiz eine „funktionelle" Störung aus. Meist ist auch die Ursache eine rein funtionelle (z. B. Schreck) oder wo sie physisch ist, schiebt sich ein funktionelles Zwischenglied ein (Stoß auf den Magen macht nur auf dem Wege des Reflexes Ohnmacht). Auf dem psychopathologischen Gebiete, das im folgenden fast ausschließlich berücksichtigt werden soll, sind die funktionellen Ursachen und Symptome in der Regel die psychischen. Wenn wir also hier psychisch und physisch einander gegenüberstellen, so ist das nicht im erkenntnistheoretischen Sinne gemeint. Was der Arzt als psychisch bezeichnet, ist in der Hauptsache klar. Hervorzuheben ist nur, daß in der Pathologie zum Psychischen auch das gerechnet werden muß, was als „Unbewußtes" bezeichnet wird; dessen Existenz wird nicht bezweifelt; daß man sich über seine Auffassung und besonders seine Benennung streitet, ist hier bedeutungslos. Es genügt uns zu wissen, daß Motive und Mechanismen, die dem Träger nicht bewußt werden, bei der Bildung von Krankheitssymptomen ebensogut oder wahrscheinlich mehr mitwirken als bewußte Funktionen. Wir müssen ferner im Auge behalten, daß das Psychische in seinen Äußerungen viel weiter geht, als man außerhalb der Psychopathologie sich vorstellt: der ganze Vasomotorius, die Sekretionen, die Tätigkeit des Verdauungsapparates, die Pupillenreaktion, und genau genommen wohl so ziemlich alle körperlichen Funktionen werden von dem, was wir hier Psyche nennen müssen, beeinflußt.

Ein klares Beispiel für das Zusammenwirken von physischen und psychischen Ursachen bilden die Dämmerzustände, in denen die Umgebung ignoriert oder systematisch verkannt und dafür eine erträumte Situation eingesetzt wird. Schon der Normale hat eine Tendenz, einerseits sich unangenehme Vorstellungen fern zu halten, sie abzuspalten, und andererseits sich in der Vorstellung in angenehmere Situationen zu versetzen. Auch er fälscht gelegentlich eine Sinneswahrnehmung im Sinne von Wünschen oder Befürchtungen. Doch geht es bei ihm nie bis zu einer anhaltenden Verwechslung von Wirklichkeit und Phantasie. Eine hysterisch Disponierte aber, deren Mann, während sie im Wochenbett ist, eine von ihr gemachte finanzielle Dummheit entdeckt und ihr nun droht, sie zu verlassen, bekommt eine Erregung, „vergißt" die Dummheit und die Geburt und alles, was damit zusammenhängt, und gestaltet die ganze Umgebung gemäß dieser Abspaltung um. Eine Schizophrene, die noch fähig war, in einer Schule sehr guten Unterricht zu geben, bekommt bestimmte Beweise, daß der, den sie liebt, nichts von ihr wissen will, sperrt das ab, durchlebt Hochzeit und Flitterwochen und Gravidität bis zur Geburt, ihre ganze Umgebung in diesem Sinne verkennend (wenn auch mit doppelter Buchung). Ein Epileptiker hat einen Dämmerzustand mit Angst und den entsprechenden Halluzinationen, in denen er einen harmlosen Mitarbeiter als Angreifer betrachtet und ihm ein Messer in den Unterleib sticht.

In allen solchen Fällen sehen wir, daß affektive Momente das Denken und die Orientierung fälschen. Das kann, allgemein gesagt, geschehen, wenn die affektiven Mechanismen ein Übergewicht über die intellektuellen bekommen. Bei Hysterischen entsteht dieses Übergewicht, soweit wir wissen, in erster Linie durch eine besondere Stärke und Artung der Affektivität. Beim Schizophrenen und Epileptiker ist die diesen Kranken eigentümliche, dauernde Denkschwäche, die Assoziationsstörung, das Wichtige: man muß sie sich wohl als toxisch, jedenfalls als organisch denken. Die Assoziationsstörung an sich könnte natürlich nicht einen systematisch orientierten Dämmerzustand herbeiführen. Ihre direkte Folge kann nichts anderes sein, als etwas Negatives, eine Minderleistung oder irgendeine Art Verwirrtheit. Das Positive, die neue Orientierung, die einheitliche Richtung des ganzen Delirs, wird durch psychische Bedürfnisse, den Wunsch oder den Affekt hereingebracht. Der dirigierende Affekt ist beim Hysteriker und Schizophrenen in den angeführten Beispielen ein rein psychogenetischer; der Normale kann sich ohne weiteres in die Reaktion hineinfühlen, wenn er die Situation voraussetzt; beim Epileptiker aber ist der Affekt meistens organisch bedingt, eine Verstimmung infolge irgendeiner akut auftretenden und wieder verschwindenden Autointoxikation oder sonst einer Veränderung im Gehirn; von den äußeren Erlebnissen aus ist er nicht verständlich. Die Assoziationsstörung des Schizophrenen und Epileptikers kann die verschiedensten Grade haben. Zu einem systematisierten Dämmerzustand führt sie dann, wenn ein affektiver und ordnender psychischer Mechanismus darauf spielt. Je geringer die Denkschwäche, um so stärker muß der affektive Einfluß sein, um den Dämmerzustand hervorzubringen und umgekehrt. Schon im Habitualzustand ist bei den beiden Krankheiten die Möglichkeit vorhanden, daß ein psychischer Shock einen Dämmerzustand hervorruft. Außerdem gibt es bei der Schizophrenie Exacerbationen des Prozesses, bei der Epilepsie periodische Intoxikationen; wenn diese Störungen einen gewissen Grad erreicht haben, so müssen sie zu einer Verwirrtheit resp. zu einem Dämmerzustand führen, auch wenn von außen kein oder nur ein geringer abnormer Anstoß erfolgt. Ein solches ätiologisches Verhältnis drückt sich aber auch in der Symptomatologie aus, wenn man sie genauer verfolgen kann. Je leichter die Assoziationsstörung, um so systematischer der Dämmerzustand; je stärker, um so mehr tritt die Verwirrtheit hervor, die denn auch bei schweren katatonischen und epileptischen Zuständen fast allein auffällt. Im einen Falle erscheint das Syndrom als im wesentlichen psychogen, ,,hysterisch", im anderen als organisch. So dürfen wir uns nicht wundern, daß wir bei Dementia praecox und Epilepsie verschiedene Arten von Dämmerungen beobachten, die eine fortlaufende Skala bilden von anscheinend rein hysterischen Zuständen bis zu unsystematisierten Verwirrtheiten und Delirien organisch-toxischen Charakters.

Was hier von den Dämmerzuständen ausgeführt wurde, gilt auch in unten noch näher zu bezeichnender Weise von epileptiformen und hysteriformen Anfällen und schließlich überhaupt von psychogenen Symptomen bei den genannten Psychosen. Wir sehen bei Epileptikern nicht nur epileptische, sondern gelegentlich auch hysterische ,,Anfälle", und es wird wohl keinen Epileptiker geben, der nicht mehr oder weniger hysterische Symptome aufweist.

Denjenigen, für die es noch eine Frage nach der Hysteroepilepsie gibt, ist also zu antworten: Die epileptische Hirndegeneration an sich disponiert zu hysterischen Symptomen. Diese sind wenigstens in der Mehrzahl der Fälle einfach Teilerscheinungen der Epilepsie. Die Frage, ob es sich nicht um die Mischung beider Dispositionen resp. Krankheiten handeln könne, ist eine müßige, denn es gibt keine einheitliche hysterische Disposition, und wenn einmal noch eine andere Anlage, die zu hysterischen Symptomen führt, neben der Epilepsie besteht, so können wir das wenigstens mit unseren jetzigen Mitteln nicht konstatieren. Die Hauptkrankheit ist immer die Epilepsie. Was Charcot und andere als Hysteroepilepsie bezeichnen, ist eine reine Hysterie mit Anfällen, welch letztere man ganz unberechtigterweise den epileptischen an die Seite stellte.

Wie Epilepsie und Schizophrenie verhalten sich in dieser Beziehung alle organischen Nervenkrankheiten. Psychogene (hysterische) Symptome kommen auf dem Boden beliebiger organischer Krankheiten vor, bei multipler Sklerose, Tabes, Hirntumoren, bei Stoffwechselvergiftungen, wie dem Basedow, auch bei anderen Vergiftungen (nach

Charcot ist der Alkohol ein Agent provocateur der Hysterie[1]). Der Nachweis eines psychogenen Syndroms an sich bedingt niemals die Diagnose Hysterie; diese darf erst gemacht werden, wenn eine genaue Untersuchung andere Grundlagen ausgeschlossen hat.

Oft werden Schizophrene, Kranke mit beginnender multipler Sklerose, Tabes, Hirntumoren, ja Paralytiker als hysterisch oder neurasthenisch behandelt, nicht weil man die Symptome falsch deutete, sondern weil man aus der Existenz psychogener Symptome schloß, daß die ganze Krankheit psychogen sei. Aber auch bei anderen Krankheiten sind ähnliche Fehler nicht selten. In dieser Beziehung ist mir ein Fall aus meiner Unterassistentenzeit auf der chirurgischen Klinik immer noch in unangenehmer Erinnerung. Ein Mädchen war mit Verdacht auf Spondylitis und verschiedenen Parästhesien an den Händen aufgenommen worden. Ich wies nun nach, daß die Mißempfindungen sich auf psychischem Wege — den Begriff der Suggestion hatte man damals noch nicht — zum Verschwinden und Wiedererscheinen zu bringen seien, worauf mein Chef zu meiner Überraschung mit der Diagnose „Spinalirritation", d. h. in der jetzigen Sprache Hysterie und Simulation, fertig war. Meine vielleicht zu schüchternen Einwendungen wurden schnell abgefertigt und die Patientin nach Hause geschickt; ein Jahr später aber kam sie, um sich die Kyphose behandeln zu lassen.

Die Analyse der Dämmerzustände macht uns noch auf etwas Drittes aufmerksam, das allgemeine Bedeutung hat: Die psychopathologischen Syndrome, die bloß physisch oder bloß psychisch bedingt werden, sind seltene Ausnahmen. Für die gewöhnlichen Fälle ist die Fragestellung: Organisch oder funktionell? Physisch oder psychisch? falsch. Sie muß ersetzt werden durch: Inwiefern organisch und inwiefern funktionell? Da, wo die ersteren Fragen richtig wären, sind die Verhältnisse meist so einfach, daß man überhaupt nicht fragt; so fragt man bei einer bloßen Eiterung nicht, ob bloß organisch oder funktionell, bei einer bloßen Schreckreaktion nicht, ob physisch oder psychisch.

Einige andere Beispiele mögen folgen: Man hat sich gestritten, ob das Delirium nach Erhängen funktionell oder organisch sei. Für beide Annahmen konnte man Gründe anführen: für die physische Genese: Die Existenz von Ernährungsstörungen resp. Blut- und Sauerstoffmangel im Gehirn, das Eintreten von „Krämpfen" auch bei Tieren in der Periode der Erholung nach Asphyxie und Erwürgen und beim Menschen nach Kohlenoxydvergiftung, das wahrscheinliche Gebunden-

---

[1]) Jedenfalls haben pathologische Räusche manchmal die Form eines Dämmerzustandes, wenn sich irgendeine unbefriedigende Situation zu einer psychopathischen Anlage gesellt.

sein der Krämpfe an eine bestimmte Phase der Erholung, beim Erwachen aus der vollen Bewußtlosigkeit, die Auslösbarkeit derselben durch äußere Reize, die Unklarheit mancher dieser Verwirrtheitszustände, — für die psychische Genese: die Art der sog. Krämpfe, die oft den Eindruck einer wahnhaften Abwehr, überhaupt einer Handlung machen, das Vorkommen des Kreisbogens, von Hemianalgesie und Einschränkung des Gesichtsfeldes, die teilweise Lösbarkeit der Amnesie, die Ähnlichkeit der Symptome bei Hirnerschütterung, Erhängen, Schreck, d. h. bei Zuständen, denen nur die Gemütsbewegung gemeinsam ist. Und endlich kann sich ein solches Syndrom mehrere Tage hinziehen und dann ganz den Charakter eines hysterischen Dämmerzustandes haben.

In Wirklichkeit bestehen beide Annahmen nebeneinander zu Recht; die Änderung der Durchblutung des Gehirns und die Kohlensäurenarkose schaffen organische Denkschwäche, und auf dieser bilden psychische Mechanismen das traumhafte systematisch zusammenhängende Delir resp. hysteriforme Krämpfe, und neben den letzteren gibt es noch organisch ausgelöste (zum Teil epileptiforme) Krämpfe.

In den bisherigen Beispielen haben Disposition und Anlaß keinen direkten Zusammenhang: weil der Vasomotorius überhaupt labil ist, bewirkt ein leichter Schlag eine Ohnmacht; weil der Zusammenhang des Denkens gestört ist, kann ein schwer zu ertragendes Ereignis eine Verfälschung oder eine Absperrung der Wirklichkeit, die durch Phantasien ersetzt wird, verursachen. Unter Umständen aber wirken Disposition und Anlaß zusammen in der gleichen Richtung, so daß sie sich einfach summieren. Der Hirnatrophiker hat eine Erinnerungsschwäche, die allgemein ist. Trotzdem macht sie sich in den ersten Stadien gar nicht allgemein geltend, sondern sie tritt zunächst zutage in den auch sonst schwer ekphorierbaren Dingen, wie Namen, und dann in denjenigen Sachen, an die er nicht gerne denkt, bei denen auch sonst ein „Widerstand" besteht. Seine Orientierung ist geschwächt, genügt aber unter gewöhnlichen Umständen noch; kommt er indessen in die Irrenanstalt, was ihm eine unangenehme Vorstellung ist, so wird zunächst nur die Orientierung im Orte gefälscht, d. h. durch eine angenehmere ersetzt. Befindet sich der Patient in einer tieferen Depression, so kann eine unangenehme Illusion, wie ein Kerker, die Wirklichkeit vertreten.

Mäßige Grade von Schwerhörigkeit werden oft vom Laienbeobachter, ja sogar vom Ohrenarzt als Unaufmerksamkeit verkannt. Das Hören, wohl noch mehr als die anderen Wahrnehmungen, ist eine Ergänzungsarbeit, wie namentlich die genaueren Untersuchungen der Telephonfunktion erwiesen haben. Hier werden gar nicht alle Laute gebildet, und dennoch hört man sie oder glaubt man sie zu hören. Je undeutlicher die Hörbilder, um so größere Aufmerksamkeit und ein um so größeres Maß von Verarbeitung wird zum Wortverständnis verlangt. Was der Gesunde bei bloß passiver Aufmerksamkeit versteht, wird vom etwas Schwerhörigen erst bei besonderer Anspannung der Aufmerksamkeit erfaßt; die Hörfähigkeit erscheint normal, solange er sich anstrengt. Der Patient ist aber nicht imstande, sich kontinuierlich maximal anzustrengen und versteht bald wieder ungenügend. So erscheint die ganze Hörstörung äußerlich allein abhängig von der Psyche.

Eine etwas andere Art physisch-psychischen Zusammenspiels charakterisiert Freud durch den Begriff des „körperlichen Entgegenkommens". Irgendein Organ funktioniert nicht richtig; besteht nun ein Bedürfnis, krank zu sein oder eine Idee durch ein Krankheitssymptom darzustellen, so muß das geschwächte Organ diesem Zwecke dienen. Man hat einen in Wirklichkeit schwachen Magen; nun gibt es irgendeinen Grund, krank zu sein. Da versagt eben der Magen. Bei Gravidität besteht offenbar ein gewisses Füllungsgefühl des Unterleibes mit Bedürfnis nach Entleerung des Magens, sei es physikalisch oder chemisch bedingt, kurz, irgendeine physische Neigung zu Erbrechen. Abgesehen von der dadurch entstandenen Idee, daß Schwangere erbrechen müssen, kann dies von ihnen (unbewußt) benutzt werden, eine Abneigung gegen das Tragen einer Frucht von einem bestimmten Manne in heftigem Erbrechen auszudrücken[1]). Es wird denn auch oft durch larvierte Suggestion — Erweiterung der Cervix, ein Medikament, zu dem die Kranke Vertrauen hat — geheilt (Schwarzenbach in der Diskussion zu diesem Vortrag).

Man muß auch annehmen, daß unter Umständen die lokale Schädigung, die bei einer allgemein wirkenden Ursache die Lokalisierung des Symptomenkomplexes in einer speziellen Funktion bestimmt, im Zentralnervensystem selbst ihren Sitz haben könne. O. Binswanger drückt dies folgendermaßen aus: „Die seelische emotionelle Erschütterung wird als corticofugale Erregungs- oder Hemmungsentladung in denjenigen Körperabschnitten vorwaltend ihre Wirkung entfalten, die durch die mechanische Einwirkung, sei es direkt durch Schädigung peripherer Nervenbahnen, sei es indirekt durch Schädigung spinaler oder cerebraler Innervationszentren, betroffen worden sind."

Beim Keuchhusten fragte man sich, ob er eine Neurose oder eine direkte Folge der Infektion sei; für beides konnte man gute Gründe anführen. Ein Reizzustand der Atemwege besteht gewiß; das Initial-

---

[1]) Hermann Müller, Beiträge zur Kenntnis der Hyperemesis gravidarum. Diss. Zürich 1908, oder Psych. Neurol. Wochenschr. 10, Nr. 12 93. Einen der dort beschriebenen Fälle habe ich selbst gesehen, wo eine Frau an unstillbarem Erbrechen daniederlag, bis ihr eine Hirnerkrankung (wahrscheinlich Embolie) erlaubte, den Vater ihres Kindes in einen früheren Geliebten umzuillusionieren, worauf das Erbrechen mit einem Schlage aufhörte.

stadium hat katarrhalischen, nicht neurotischen Charakter, die große Menge der Anfälle ist weder psychisch hervorgerufen, noch psychisch zu unterdrücken — und dennoch können unzweifelhaft Anfälle psychisch ausgelöst oder verhindert werden. Hamburger meint sogar, daß die eigentliche Infektionskrankheit nur 4—5 Wochen dauere, und daß das langwierige Stadium decrementi meist nur durch die „psychische Reproduktion der seinerzeitigen Anfälle" hinausgezogen werde. Durch psychische Einflüsse, wozu er hier auch die Luftveränderungen rechnet, lassen sich die Erscheinungen oft in 1—2 Tagen zum Verschwinden bringen. Ein Kollege hat seit einigen Jahren, sobald es kalt wird, einen trockenen Reizhusten. Er war sich lange nicht klar, ob es sich um ein psychisches oder ein physisches Symptom handle. Für das erstere sprach, daß er ziemlich darauf rechnen konnte, bei größeren Anlässen verschont und umgekehrt in unangenehmen Situationen vom Husten befallen zu werden. Für die physische Genese sprach der kontinuierliche Reizzustand, die deutliche Abhängigkeit vom Wetter, von der Zimmerluft, von katarrhalischen Infektionen. In Wirklichkeit handelt es sich um einen physischen Reizzustand, der direkt Husten hervorrufen kann, bei dem sich aber auch das kleine Räuspern der Verlegenheit in einen unangenehmen Hustenanfall verwandelt, und der umgekehrt durch Ablenkung symptomlos gemacht werden kann.

Auch der Stimmritzenkrampf ist etwas Organisches, aber oft im einzelnen Anfall psychisch ausgelöst (Feer in der Diskussion). Im Stottern sehen die einen eine Schwäche des Sprachapparates; Féré will bei Stotterern mit besonderen Apparaten geradezu einen Mangel an Kraft in Lippen und Zunge nachgewiesen haben. Bei vielen schweren Stotterern ist die Anomalie auch mit einer deutlichen allgemeinen Koordinationsstörung der Sprachfunktion verbunden. Dennoch ist die Krankheit ganz besonders beeinflußbar durch psychische Bedingungen, und wirkliche Heilungen geschehen wohl meistens, wenn nicht immer, auf psychischem Wege. Auch hat man Freudsche Mechanismen an der Wurzel des Stotterns gefunden. Ich habe nun bei dieser Krankheit zu wenig Erfahrung zu einem abschließenden eigenen Urteil; aber es scheint mir sicher, daß wenigstens in vielen Fällen eine gewisse Schwäche des Sprachapparates vorhanden sei, auf deren Basis dann bestimmte Erlebnisse das Stottern auslösen. Ähnlich wird es mit dem Schreibkrampf sein, der gewiß oft der Ausdruck einer Abneigung gegen Schreiben unter bestimmten Umständen ist; diese Abneigung würde sich aber kaum so oft in dieser Form ausdrücken, wenn nicht da ein Locus minoris resistentiae bei dem betreffenden Patienten vorhanden wäre[1]). — Daß die Seekrankheit durch psychische Einflüsse sowohl unterdrückt

---

[1]) Vgl. später die Auffassung Lewandowskys für einen Teil der Fälle.

wie verstärkt oder vielleicht hervorgerufen werden kann, ist zweifellos; aber ebenso sicher ist, daß durch die schaukelnden Bewegungen direkt Nausea hervorgerufen werden kann. — Das Bettnässen steht unzweifelhaft unter psychischem Einfluß und kann auch vorkommen bei tadelloser anatomischer Bildung des Harnapparates. Viele nehmen aber eine angeborene Kleinheit und ev. Reizbarkeit dieses Organes an; in Wien will man Kleinheit des Lendenmarkes bei Enuretikern gefunden haben; und die Erblichkeit des Übels, sowie die Beobachtung der entleerten Harnmengen stützen für einen Teil der Fälle die Ansicht von einer organischen Grundlage. Das hindert aber nicht, daß die Enurese meistens auf psychischem Wege heilbar ist und sicher auch psychisch ausgelöst wird, z. B. als Trotzeinstellung, vielleicht auch nach Freud als sexuelle Betätigung und noch in verschiedener anderer Weise. Es wird die Schwäche des Harnapparates dazu benutzt, gewisse psychische Ziele zu erreichen. Dadurch kann allerdings sekundär die Ausdehnungsfähigkeit der Blase geschwächt und die Empfindlichkeit des Apparates erhöht werden, wodurch ein Circulus vitiosus, körperlich — psychisch — körperlich, geschlossen ist. — Ähnlich verhält es sich gewiß mit ungenügender Urininkontinenz im Wachen.

Ein Locus minoris restistentiae, wenn auch oft nur sehr geringen Grades, besteht nach den neueren Anschauungen auch regelmäßig bei den Herzneurosen. Wir haben dann in solchen Fällen drei Ursachen, die in ganz beliebigen Verhältnissen zusammenwirken: auf einer neurotischen Disposition schaffte eine Gelegenheitsursache die Neurose; die Minderwertigkeit des Herzens bedingt die Lokalisation.

Interessant sind die aphasischen und apraktischen Störungen. Der Schüler, der im Examen keine Worte findet, der verblüffte Redner, der sein „Hochgepubeltes Neigtikum" nicht korrigieren kann, der Mann, der bei einem Brande die Stockuhr aus dem Fenster wirft und wertlose Lumpen sorgfältig herabträgt, das sind die Typen der rein psychischen Störung. Je mehr aber in irgendeiner Weise die Cerebralfunktion gelitten hat, um so leichter und ausgesprochener bewirkt ein psychisches Moment solche Fehler. Bei der Schizophrenie sehen wir Erschwerungen der Wortfindung, Paraphasien und namentlich Apraxien nicht so selten erst unter affektiven Einwirkungen hervortreten, wobei Ärger über die Zumutung und negativistische Strebungen natürlich gerne mitspielen. Am anderen Extrem haben wir die scheinbar rein organischen Aphasien, Paraphasien, Apraxien — „scheinbar" deshalb, weil zwar die Krankheit eine bloß organische ist, die Symptome aber durch psychische Einflüsse in hohem Maße verstärkt oder gemildert werden können. Bemerkenswert ist der berühmte Fall Voit, der Grashey, Sommer, Wolff als Grundlage für Aphasietheorien diente, bei dem aber Weygandt später die wesentliche Mitwirkung einer psychischen

Komponente nachwies, deren Bedeutung für das ganze Aphasiebild nicht abzusehen war[1]).

Eine ganz andere Art der Verteilung der Ursachen in physische und psychische haben wir bei der ungenügenden Stillfähigkeit. Es ist keine Frage, daß die früher universelle Stillfähigkeit in wenigen Generationen in einer Weise abgenommen hat, die sich nicht anders als durch einen äußeren Einfluß erklären läßt. Die Brustdrüse ist im Durchschnitt kleiner, die Haut der Warzen zarter, zu Rhagaden geneigt; die Warzen selbst sind auch sonst empfindlich gegen den normalen Saugreiz und sehr oft rudimentär. Bunge[2]) glaubt nachgewiesen zu haben, daß das Übel auf den starken Alkoholgebrauch der Vorfahren zurückzuführen sei. Andere halten ihm entgegen, es sei gar nicht wahr, daß die Stillfähigkeit abgenommen habe, die Frauen wollen nur sich der Unbequemlichkeit des Stillens nicht mehr unterziehen. Sie verlieren die Geduld zu rasch, und andererseits fehlt bei der Leichtigkeit der Beschaffung künstlicher Nährmittel der Antrieb zur Überwindung solcher Widerstände. Sicher haben beide Gründe zugleich Geltung, wozu immerhin noch zu bemerken ist, daß das Nichtstillenwollen eben eine Degeneration eines der wichtigsten Instinkte anzeigt, also in letzter Linie doch wieder auf eine organische Störung zurückzuführen ist, deren Gefahr aber durch Soxhlet und Hebammen und andere Einflüsse enorm gesteigert wird.

Klare Analogien zum Verhältnis von disponierenden und veranlassenden Ursachen bei Krankheiten finden wir bei normal physiologischem Geschehen. Wenn man in den Tropen beständig an der Grenze des Schwitzens steht, führt eine kleine Verlegenheit auch bei denen einen Schweißausbruch herbei, die sonst nicht mit Schwitzen auf psychische Schwierigkeiten reagieren. Geburtsvorgang und Menstruation gingen offenbar auch ohne Psyche vonstatten; der erstere wird aber durch das Eingreifen der Psyche in seinem normalen Ablauf stark gestört, wie wir bei den tadellos gebärenden Geisteskranken sehen, die sich nicht darum kümmern. Die nämliche Frau, bei der die früheren Geburten nur durch Kunsthilfe zu beenden waren, kann in abnorm kurzer Zeit ohne besondere Beschwerde ein ebenso schweres Kind gebären, wenn sie in der Zwischenzeit geisteskrank geworden ist[3]). Gegenüber dem Schaden ist der Nutzen, den psychisches Eingreifen

---

[1]) Weygandt, Zur Frage der amnestischen Aphasie, auf der 32. Wanderversammlung südwestdeutscher Neurologen und Irrenärzte in Baden-Baden am 1. u. 2. Juni 1907. Neurol. Centralbl. 1907, S. 616.

[2]) Bunge, Die zunehmende Unfähigkeit der Frauen, ihre Kinder zu stillen. 7. Aufl. Reinhardt, München 1914.

[3]) Vgl. auch Meyer-Rüegg, „Die Geburt erfolgt (bei Rückenmarkslähmungen) auffallend rasch und gut, weil durch die Lähmung der Beckenmuskulatur oft hemmende Einflüsse wegfallen."

schaffen kann, minimal; man kann ja durch bewußtes Pressen im richtigen Moment ein bißchen nachhelfen; bis zu einer erheblichen Kompensation der Störung wird man es nie bringen. Man kann auch den Fehler geringer machen, indem man mit etwas Chloral oder sonst einem beruhigenden Mittel die Gebärende ablenkt. Auch die Einleitung der Geburt, der Zeitpunkt des Vorganges, wird ein wenig durch die Psyche mitbestimmt. Noch viel mehr wird bekanntlich die Menstruation, wenn sie auch ihre physische Existenz für sich hat, von der Psyche beherrscht. — In anderen Fällen ist die Disposition zu einer Handlung eine physische, die Ausführung wird aber ganz oder fast ganz von der Psyche bedingt, so bei Hunger und Durst, die nicht nur Empfindungen und Gefühle sind, sondern in denen zugleich eine Nötigung zur Nahrungsaufnahme liegt. Wann diese geschehen soll, hängt von äußeren Verhältnissen, vor allem aber vom Willen ab[1]). Dieser kann in diesen Fällen sogar das physische Bedürfnis ganz überwinden. Ebenso bei erotischen Reizen, die von den Genitalien ausgehen. Hier wird die Zeit der Befriedigung von Gelegenheit und Willen bestimmt, und der letztere ist wieder abhängig von einem reichen Komplex von rein psychischen Momenten, die von den Eigenschaften des Partners und von der Situation ausgehen. Kaum mehr aber wird man dem Bedürfnis der Blasenentleerung auf die Dauer Herr; es kann lange unterdrückt werden, überwindet aber schließlich den Willen. Wie oft begegnet es, daß man in einer bestimmten Situation, z. B. beim Aufstehen, anscheinend dringendes Bedürfnis zur Miktion hat; wenn man es aber aus irgendeinem Grunde nicht befriedigen kann, so wird es vergessen und kann mehrere Stunden lang vergessen bleiben.

---

[1]) Es wäre eigentlich ein besonderes Kapitel, die Einflüsse des Körpers auf die Psyche zu besprechen. Manches aber versteht sich von selbst, das andere ist viel zu wenig studiert, so daß nicht viel zu sagen ist. Daß Nahrungs- und Wassermangel die Psyche durch Hunger und Durst zum Essen und Trinken zwingen, weiß jedermann; viel weniger schon denkt man an die positiven Triebe, den Nahrungstrieb und den „Appetit" im weitesten Sinne. Um daran zu denken, daß auch partieller Hunger, Mangel an Eiweiß, an Fett, an Kohlehydraten, an Salzen, entsprechende positive und negative Triebrichtungen erzeugt, muß man meist schon Mediziner sein. Von den anderen analogen Trieben, dem Bedürfnis nach Bewegung u. dgl., spricht man nur ganz selten in diesen Zusammenhängen. Etwas bekannter ist, daß unter pathologischen Umständen die Reaktion oft in schädlicher Richtung geht, namentlich bei Menschen, aber auch bei Tieren. In manchen Stadien des Fiebers hat man die unrichtige Neigung, sich warm zu halten; man bohrt in einem hohlen Zahn, in einer Wunde herum; man unterhält ein Ekzem durch Kratzen. Diese Reaktionen sind eben für andere Ursachen der nämlichen Reize geschaffen, das Kratzen gegen den Angriff von stechenden und saugenden Tieren von außen, das Nicht-in-Ruhe-lassen der Wunden gegen reizende Fremdkörper oder in der Form des Leckens zum Reinhalten; das Frostgefühl beim Fieber mag ein Nebenprodukt der zum Kampf gegen die Mikroben nötigen Hocheinstellung der Wärmeregulierung sein usw.

Ebenso verhalten sich Ermüdung und Schlaf. Der Vorgang der Ermüdung ist bekanntlich nur zum geringen Teil durch Anhäufung von Schlacken und Mangel von Ersatzmaterial bestimmt. Unter psychischen Einflüssen können unsere Muskeln ein Vielfaches des Gewöhnlichen leisten, ohne stärker zu ermüden. Unter hypnotischer Suggestion kann man einen nicht besonders kräftigen Menschen nur mit Nacken und Fersen auf zwei Stühle legen und dann noch mit dem Gewichte eines schweren Mannes belasten; bei Märschen werden teils unter Affekten, teils infolge Automatisierung des Vorganges große Überleistungen gemacht und ertragen; beim Experimentieren am Ergographen kann es vorkommen, daß die Ermüdungserscheinungen auf einmal aufhören und der Finger längere Zeit gleichmäßig weiterarbeitet. Was automatisch gemacht wird, ermüdet überhaupt ungleich weniger als eine bewußte Handlung. Die geistige Ermüdung ist noch deutlicher von psychischen Einflüssen abhängig; ebenso das Schlafbedürfnis. Man kann um 10 Uhr mit größter Anstrengung einen Schlafanfall zu überwinden haben und nachher die ganze Nacht frisch und munter durcharbeiten. Es gibt Diskussionen, ob das Eintreten des Schlafes ein psychischer oder ein physischer Vorgang sei. Einerseits soll das Einschlafen einfach Folge einer Autosuggestion, andererseits eine Vergiftung mit Ermüdungsstoffen sein. Unzweifelhaft wirken in der Norm beide Faktoren zusammen. Ermüdungsstoffe schaffen das Bedürfnis und eine Art „Schläfrigkeit". Der Wille, die Suggestion, die angenehme ruhige Lage und ähnliches bedingen das Einschlafen und unter Umständen auch das Fortschlafen und das Erwachen. Das Erwachen kann auch durch äußere Einflüsse, die auf die Psyche wirken, geschehen. Widersetzt man sich dem Einschlafen, so erzwingt die Ermüdung resp. die Ermüdungsvergiftung schließlich doch den Vorgang. Einer meiner Lehrer konnte zu beliebigen Zeiten willkürlich sofort einschlafen.

Das Gewecktwerden durch Sinnesreize kann man sich nicht psychisch genug vorstellen. Der Schlaf macht verteidigungsunfähig gegen Gefahren; herannahende Gefahr muß ihn deswegen unterbrechen. Nun kann man im Schlaf noch weniger als im Wachen bei jedem Sinneseindruck gleich entscheiden, was für eine Bedeutung er hat. Die Weckbarkeit muß also auf manche Situationen ausgedehnt sein, wo sie an sich unnötig wäre. Starke Sinnesreize zeigen viel häufiger Gefahr an als schwache; sie müssen also ceteris paribus stärker wirken. So der ursprüngliche Mechanismus. Beim Menschen kommen eine Menge bewußter Einstellungen hinzu: Man erwacht, wenn der Kranke, den man zu besorgen hat, den Atmungstypus verändert, während ein Kanonenschuß oder der Lärm am Hause vorbeifahrender Bahnzüge nicht stört. Ja, viele Leute können ihre Psyche so einstellen, daß sie auf eine bestimmte Zeit erwachen. Das recht gründlich zu beherzigen, ist für die Auffassung und Therapie der Schlafstörungen sehr wichtig. Wo viele Leute zusammenschlafen, wie in den Irrenanstalten, hört man oft klagen, man könne nicht schlafen, weil ein Nachbar schnarche. Wer nun das Schnarchen verbieten oder prinzipiell den Schnarcher versetzen will, wird nie fertig. **Patienten und Wärter müssen wissen, daß der Fehler bei dem ist, der sich durch das Schnarchen stören läßt;** dann ist in den meisten Fällen abgeholfen. **Nicht das Geräusch stört, sondern die Aufmerksamkeit auf dasselbe, die Einstellung dessen, der sich wecken läßt.** So sieht man auch in den Pflegeanstalten, wo es große Säle für Unruhige gibt, regelmäßig einen großen Teil der Kranken unmittelbar neben den ärgsten Schreiern unbehelligt schlafen.

Was hier am Beispiel des Schlafes gezeigt ist, gilt für eine Menge neurotischer Symptome. Wer sich durch Musik im Nebenzimmer stören läßt, plagt sich regelmäßig weiter, wenn er verlangt, daß die Musik abgestellt werde, oder wenn er versucht, einen musiklosen Ort zu finden. Er muß sich anders einstellen, sich über die Musik einige Zeit nicht mehr zu ärgern trachten, und dann, aber nur dann, ist er das lästige Symptom los[1]). Die Krankheit liegt hier nicht in der Organisation des Nervensystems, nicht in einer besonderen Empfindlichkeit des Sinnesorganes; das einzige Krankhafte oder wenigstens das einzig Ausschlaggebende ist die psychische Einstellung auf das Geräusch, und diese kann potentia immer, und in Wirklichkeit nahezu immer geändert werden, dann nämlich, wenn man muß, wie die Pflegeanstaltskranken, oder wenn man will; und daß man will, dazu ist Vorbedingung die richtige Auffassung zuerst beim Arzt und dann beim Patienten.

Merkwürdig ist auch, daß Geisteskranke lange Zeit ohne Schlaf bleiben können, wenn man nämlich das Erhaltensein des Bewußtseins der Situation und der beständigen Registrierung dessen, was vorgeht, als Kriterium nimmt. Nun ist allerdings die Bewußtseinsherabsetzung im normalen Schlaf eine ungeheuer verschiedene, und man könnte sich denken, daß auch in solchen Fällen eine Art Schlaf im gewöhnlichen Sinne doch stattfände, ohne daß Patient und Beobachter es merken würden. Man nimmt aber aus nicht schlechten Gründen allgemein an, daß der tiefere, d. h. bewußtlosere Schlaf, auch der besser restituierende sei. Es wird deshalb schwer, das einfache, wenn auch vielleicht dämmerige Stilliegen der Kranken als Erholungsschlaf zu deuten; denn nach der Regel müßte dieser zur Erreichung des Zweckes länger dauern als der normale Schlaf, was aber nicht der Fall ist; solche Leute ruhen im Gegenteil gewöhnlich viel weniger als andere. Es muß also eine ge-

---

[1]) Ich weiß, daß das für Leute mit viel musikalischem Gefühl und vielen musikalischen Assoziationen oft recht schwer ist. Daß es für diese prinzipiell unmöglich sein soll, ist gewiß nicht richtig.

wisse Trennung der chemischen von der psychischen Schaltung des Schlafes möglich sein; würden die Kranken physisch ebensowenig schlafen wie psychisch, so müßten sie, wie die Experimente zeigen, in spätestens acht Tagen zugrunde gehen.

Mit solchen Vorgängen hängt es vielleicht zusammen, daß es sehr wichtig ist, wie sich der Schlaflose in der Nacht benimmt. Manchmal ist zwar irgendeine Aufregung oder eine Angst Ursache der Schlaflosigkeit; hier ist nichts zu wollen. In anderen Fällen aber ist das subjektiv Primäre das Nichtfinden des Schlafes. Wer sich nun darein ergibt und sich nicht weiter darüber ängstigt, sondern ruhig liegenbleibt, der findet sich am Morgen oft dennoch ausgeruht, wenigstens nie so erschöpft wie der verzweifelt Schlaflose. Ein Patient sagte mir einmal, die Schlaflosigkeit habe überhaupt wenig Bedeutung. Schaden bringe nur die Sorge, die man sich darum mache und die daraus folgende Unruhe. Andere Erfahrungen geben ihm, wenigstens für gewisse Fälle, recht.

Da der Schlaf eine Erholungsfunktion ist, müssen wir annehmen, daß sein Wesen in einer bestimmten chemischen Einstellung der nervösen Substanz besteht oder, anders ausgedrückt, in einer Einstellung, welche die chemischen Vorgänge in der nervösen Substanz verändert, d. h. zu gewissem Teil umkehrt. Es ist sehr interessant, daß die chemische Tätigkeit nicht nur der Drüsen und indirekt die der Muskeln von den Einstellungen des Zentralnervensystems abhängig ist, sondern daß ebensogut durch unseren Willen der vorwiegende Katabolismus des Zentralnervensystems selbst in einen vorwiegenden Anabolismus verwandelt werden kann[1]).

Wie man sich das Einschlafen vorzustellen hat, ist natürlich noch nicht zu bestimmen. Es könnte sich um eine einfache, mehr chemisch gedachte Narkose durch die Ermüdungsstoffe handeln. Viel wahrscheinlicher aber ist eine gewisse Schaltung der Funktion, die fein abgestuft und auf beliebige Apparate ausgedehnt oder beschränkt werden kann. Die Weckbarkeit durch psychische Einflüsse, die Möglichkeit, sich durch ein bestimmtes leises Geräusch, nicht aber durch einen beliebigen Lärm wecken zu lassen, und noch manches andere, sprechen für einen komplizierten physisch-psychischen Mechanismus, der sich von der gewöhnlichen Narkose unterscheidet — oder besser gesagt, von der gewöhnlichen Auffassung derselben.

---

[1]) Eine besonders eklatante Form chemischer Regulierung repräsentiert der „Winterschlaf", der natürlich kein Schlaf ist. Anfangs Winter, nicht zu anderer Zeit, bewirkt Kältereiz eine Herabsetzung des Stoffwechsels auf nahezu null, verbunden mit Aufhebung der von der Umgebung unabhängigen Wärmeregulierung. Schroffe Temperaturänderungen sowie bestimmte niedrige Temperaturen bedingen Erwachen mit gewöhnlicher Wärmeeinstellung.

Auch die Narkose ist nämlich keineswegs der einfache Vorgang, den manche voraussetzen, etwa daß das Narkoticum bloß nach physikalisch-chemischen Gesetzen durch die Zellhaut diffundiert, um, wenn es eine bestimmte Konzentration erreicht hat, gewisse Funktionen der Zelle rein chemisch zu hemmen. Auch die Narkose ist in hohem Maße von der Psyche abhängig; „die einschläfernde Wirkung der Narkotica beruht mit auf einem assoziativen Vorgang" (Cloetta). Ob jemand vorher ängstlich sei, ob er an einem empfindlichen komplexbetonten oder an einem relativ gleichgültigen Körperteile operiert werden soll, und wie er sich zur Operation einstellt, ist von großem Einfluß auf die Narkose. Bei aufgeregten Geisteskranken wirken oft die gewöhnlichen Schlafmittel in gewaltig überdosierten Quantitäten gar nicht, und zwar auch dann, wenn die Aufregung rein psychisch bedingt ist und sich durch psychische Mittel (z. B. eine Hypnose) Schlaf erzeugen läßt. Kraepelin schreibt (Psychiatrie VIII. Aufl., 2, 85): „Ich machte an einem Versuche mit 60 g Alkohol die zufällige Erfahrung, daß die sonst bei dieser Gabe schon recht deutlichen Lähmungserscheinungen nach einer gemütlichen Erregung völlig ausblieben." Cloetta hat das Verdienst, endlich einmal das Problem von der pharmakologischen Seite an die Hand genommen zu haben (Diss. Gensler). Er ließ Tiere, die durch Monomethyl des ac-Tetrahydro-β-Naphthylamin und auf psychischem Wege aufgeregt waren, narkotisieren, wobei sich nicht nur herausstellte, daß größere Quantitäten des Narkoticums nötig waren, sondern auch, daß trotz der fehlenden Narkose das Hirn eher mehr des Narkoticums enthielt als unter gewöhnlichen Umständen. Hoffentlich spornt das Resultat zu weiteren Untersuchungen an. Es ist gar keine Frage, daß unser Zentralnervensystem resp. die Psyche, auch aus der chemischen Umgebung nicht nur das ausliest, was ihr paßt, sondern die Stoffe auch verschieden verwendet, sie evtl., in einem chemischen Bilde ausgedrückt, je nach den Umständen an verschiedene Moleküle angliedern kann. Wenn die Psyche nicht schlafen will, so hält sie sich ein Narkoticum, das im Blut kreist, so lange als möglich vom Leibe resp. läßt es nicht so leicht zur Wirkung kommen; ja, es muß ein Mechanismus sein, der je nach der Stimmung die Wirkung eines Nervenmittels umkehren kann. Der Erzürnte wird durch den Alkohol statt euphorisch bekanntlich manchmal wütend. Der pathologische Rausch tritt bei keinem Menschen regelmäßig auf, und unter den ihn bedingenden Ursachen figurieren psychische ebensogut wie physische. Ich kannte einen Studenten, bei dem seit der Gymnasialzeit Kaffee und kleine Alkoholdosen eine bestehende Verstimmung meist verstärkten, sei diese depressiv oder euphorisch. Später verlor sich diese Reaktionsweise.

Der Narkotisierte ist auch, solange die Vergiftung einen bestimmten

Grad nicht überschritten hat, namentlich am Anfang und am Ende, durch die nämlichen Reize zu wecken wie ein Schlafender. Daß es sich dabei immer um Übergänge in gewöhnlichen Schlaf handle, die ja gelegentlich vorkommen, ist ausgeschlossen.

Viel häufiger aber, als bekannt ist, sind Verquickungen von Hypnose mit der Narkose. Lange bevor die Hypnose durch Bernheim in ihrer jetzigen Auffassung der Wissenschaft zugänglich gemacht worden war, kannte ich sie aus den Erfahrungen bei der Chloroformnarkose; aber ich wußte mit dem Symptomenkomplex nichts anzufangen, bis ich später ihre Identität mit der Hypnose erkannte. Viele Kranke scheinen nach wenigen Atemzügen zu schlafen, allerdings mit einem etwas anderen Gesichtsausdruck als in der wirklichen Narkose; sie empfinden leichtere Schmerzen bei Kneifen nicht, reagieren sogar nicht mehr auf Berührung der Cornea, sind aber oft deutlich suggestibel, kurz, es entsteht durch die doppelte Wirkung des Narkoticums und die Suggestion der Situation eine Hypnose, die allerdings, wie zu erwarten ist, selten eine Operation aushält, sondern in volles Wachen übergeht, sobald man ernstlich zu operieren anfängt. Eine gleiche Erfahrung beschreibt Roth. Immerhin kann die Unterdrückung der Kritik durch das Narkoticum oder die Ermüdung oder die larvierte Suggestion der eingeleiteten Narkose oder was in solchen Fällen das Wirksame ist, zur Anästhesie bei kleineren Operationen benutzt werden. Ein mir bekannter Arzt hat habituell Zahnextraktionen mit gutem Erfolg schmerzlos gemacht, indem er ein paar Züge Äther atmen ließ und im Zusammenhang damit Analgesie suggerierte. In Frankreich wird die „Suggestivnarkose" oder „Narko-Hypnose" immer noch angewandt, wenn auch meistens nur zu psychotherapeutischen Zwecken[1]).

So sehen wir Hypnose und Narkose in Wechselwirkung: Das Eintreten der Hypnose erleichtert die Narkose und umgekehrt; beide zusammen führen am leichtesten zum ruhigen narkotischen Zustand. Ähnlich bei den beiden Faktoren des gewöhnlichen Schlafes: Je größer das chemische Bedürfnis, um so leichter ceteris paribus die Umschaltung zum Schlafe. Diese Umschaltung kann aber durch irgendwelche Einstellung, z. B. durch Suggestion, auch erreicht werden, wenn das chemische Bedürfnis gering ist[2]). Man kann sich, wie Nansen in seiner Winterhütte, gewöhnen, bis 20 Stunden pro Tag zu schlafen.

Eine der Narkose verwandte Giftwirkung, der Alkoholrausch,

---

[1]) Vgl. Journ. f. Psychol. u. Neurol. 20, 82 ff. 1913. Ref. über Geyerstamm, Hypnotismus als therapeutisches Mittel bei Neurasthenie, Hysterie u. Zwangs, erscheinungen, ferner Kümmell u. Sudeck, Deutsche med. Wochenschr. 1901- Nr. 7 und Farey, Journal of ment. Pathology V, 61.

[2]) Beim Hypnotisieren wird heutzutage Schlaf suggeriert, aber mit dem stillschweigenden Vorbehalt, daß der Rapport mit dem Hypnotiseur und manche

ist bekanntlich in hohem Maße von der psychischen Einstellung abhängig. Im Rausch selber besteht eine gewisse Weckbarkeit zunächst durch den Willen; der betrunkene Soldat, der plötzlich vor einem Vorgesetzten steht, kann sich oft für kurze Zeit stramm halten; ein aufregendes psychisches Ereignis, ein Totschlag kann auf viele schon recht schwer Berauschte ernüchternd wirken.

Auch hier wieder eine Wechselwirkung von Vergiftung und Schaltung, von organischen und funktionellen, physischen und psychischen Momenten.

Der obengenannte Student wurde in den letzten Gymnasialjahren unter bestimmten Umständen durch Kakao in einen leicht manischen Zustand versetzt, in dem er lebhaft schwatzte und allerlei Schabernack spielte. Die Umgebung bezeichnete dieses höchst auffallende Verhalten als einen „Kakaorausch". War er nicht vorher schon in einer ganz bestimmten Stimmung und Situation, so bewirkte der Kakao auch in großen Quantitäten nichts Ähnliches.

Vielleicht gehört auch hierher, daß durch eine Influenza meine eigene Empfindlichkeit gegenüber Thein und Coffein vollständig geändert wurde. Ich hatte früher die Gewohnheit, abends vielen und starken Tee zu trinken, was mir nie eine Minute Schlaf raubte. Mit einer Influenza wurde das anders; ich muß mich in acht nehmen, vor dem Schlafengehen solche Genußmittel zu nehmen; dabei aber kommt es wieder auf die Stimmung an. Das eine Mal wirken sie unverhältnismäßig stärker als das andere Mal; besteht schon vorher eine ganz kleine Erregung, so ist die Wirkung sehr stark; bei ganz ruhiger Stimmung kann sie fehlen. Die Umstimmung durch die Influenza wird also wohl nicht eine bloß chemische gewesen sein, sondern daneben oder ausschließlich die psychische Schaltung verändert haben. Vielleicht geht der Zusammenhang via Herz, das seitdem auch auf psychische Reize wie auf körperliche Anstrengungen empfindlicher geworden ist. Die Aufmerksamkeit auf die Herztätigkeit ist ja ein häufiges Schlafhindernis.

In pathologischen Zuständen sehen wir beim Delirium tremens und bei gewissen Fieberdelirien eine starke Weckbarkeit durch psychische Einflüsse. Wahrscheinlich handelt es sich auch bei diesen Zuständen um Intoxikationen; aber ob die Weckbarkeit auf ähnlichen psychischen Vorgängen beruhe wie bei der Narkose, kann ich nicht entscheiden. Größer erscheint die Analogie beim epileptischen Anfall. Dieser muß wenigstens bei der „genuinen" Epilepsie nach unseren jetzigen Vorstellungen aufgefaßt werden als Resultat einer physischen, wahrscheinlich chemischen Noxe. Und doch ist er von psychischen Ein-

---

andere Funktionen erhalten bleiben. Abgesehen von der Vorstellung des Schlafes und der Unterdrückung der Initiative spricht auch noch für eine Ähnlichkeit der beiden Zustände die Möglichkeit, sich im hypnotischen Dauerschlaf zu erholen. Sonst aber sind mir Schlaf und Hypnose zwei verschiedene Zustände; aber die Hypnose kann in wirklichen Schlaf übergehen; mit anderen Worten: auch in der Hypnose kann die Schlafschaltung eintreten, und sie tut es bei geeigneten Suggestionen sehr leicht.

stellungen abhängig. Die vulgären Behauptungen, daß z. B. durch Ärger ein Anfall ausgelöst werde, sind ja nicht recht stichhaltig; denn bei genauerem Zusehen handelt es sich meist um eine reizbare Verstimmung, die einerseits zum Ärger führt, andererseits den kommenden Anfall anzeigt und durch ihn abgeschlossen wird. Sicher aber ist, daß epileptische Anfälle durch psychische Gründe verhindert werden können, denn z. B. bei Anstaltsfesten treten sie auffallend selten auf; ferner wirkt wohl jedes neuempfohlene Mittel suggestiv bei einer Anzahl von Fällen für einige Zeit günstig.

Auch der epileptische Anfall ist also nicht eine einfache Giftwirkung, sondern er wird — wenigstens unter Umständen — durch psychische Schaltung einerseits erlaubt oder bewirkt, und andererseits verhindert. Diese Erkenntnis bekommt noch eine größere Bedeutung, wenn man weiß, daß der epileptische Anfall eine Krise bildet, die aus einer abnormen (chemischen) Situation herausführt. Schon vor langer Zeit hatte Féré, gestützt auf leider etwas zu rohe Untersuchungen[1]) der Harngiftigkeit, behauptet, daß der Anfall entgiftend wirke. Sicher aber ist es nicht nur, daß der Anfall epileptische Verstimmungen abschließt, sondern auch, daß diese unter Umständen perpetuiert werden, solange man die Krise (durch Brommittel) verhindert. Es gibt also Patienten, die sich entschieden besser befinden, wenn man ihnen ihre Anfälle läßt. Daß das Eintreten einer solchen chemischen Krise psychisch beeinflußt werden kann, bildet eine interessante Analogie zum Schlaf und manchen anderen Erscheinungen.

Wie weit der Einfluß der Psyche geht, dafür zwei andere Beispiele, die sich nicht leicht in das Vorhergehende einreihen lassen. Dubois hat darauf aufmerksam gemacht, daß es Leute gibt, die den Magen beständig mit Gasen gefüllt haben; sie müssen ihre Ructus produzieren, um sich wohl zu fühlen. Macht man ihnen begreiflich, daß das nicht nötig sei, so kann von einem Tag auf den andern die Völle des Magens, die auch objektiv nachzuweisen ist, verschwinden. Ich kann Dubois nur bestätigen, möchte aber dahingestellt sein lassen, ob es sich mehr um eine chemische oder mehr um eine physikalische Korrektur oder um beides zusammen handelt. Wohl rein chemisch zu deuten ist aber die folgende Beobachtung eines Kollegen: Nach Abheilung eines ganz leichten akuten Darmkatarrhs hatten, offenbar infolge Veränderungen der Darmflora, Fäkalien und Darmgase dauernd einen besonders unangenehmen Geruch angenommen, der sich durch einige medikamentöse Behandlungsversuche nicht beseitigen ließ. Dadurch war nun ein gewisses Interesse an den Darmgasen hervorgerufen worden, die halb unbewußt mehr entleert wurden als sonst, um zu sehen, ob die Infektion noch nicht vorbei sei. Die Folge war eine immer zunehmende Flatulenz, bis das dem Patienten zuviel wurde, und er sich vornahm, nur noch auf dem Klosett Gase von sich zu geben. Von dieser Minute an waren die Gase wieder aufs Normalmaß reduziert, und da der Entschluß bei ausgedehntem Darm gefaßt worden war, ohne daß eine Entleerung folgte, müssen sie ganz rasch resorbiert worden sein.

---

[1]) Vgl. auch Max Meyer, Zur Frage der Toxizität des Blutes genuiner Epileptiker, Monatsschr. f. Psych. u. Neurol. **31**, 56. 1912.

Da der Chemismus des Körpers so vielfach unter psychischem Einfluß steht, hat die Phrase, man werde nicht krank, wenn man nicht wolle, möglicherweise auch außerhalb der Neurosen eine gewisse Gültigkeit. Natürlich kann ein stark krank machendes Agens den kräftigsten Gegenwillen überwinden, so gut wie eine gehörige Dosis Äther. Aber ich würde mich nicht wundern, wenn einmal nachgewiesen würde, daß möglicherweise auch eine Infektionskrankheit durch den Willen unterdrückt werden könnte, weil die Produktion der chemischen Waffen gegen die Mikroben psychisch beeinflußbar sei. Natürlich erwarte ich ein solches Resultat gegenüber einer starken Infektion nicht; aber man weiß, daß geringe Quantitäten Mikroben noch überwunden werden können, wo größere Mengen zur Krankheit und zur Vernichtung führen; in den Zwischenfällen, wo der Erfolg des Kampfes ein zweifelhafter ist, könnte die Psyche leicht den Ausschlag geben. So hat man auch schon lange behauptet, daß energische Leute, Truppen mit guter Stimmung, weniger leicht krank werden als diejenigen, die in gedrückter Stimmung den Kampf mit den Widerwärtigkeiten aufgeben. Feer erwähnte in der Diskussion die Beobachtung, die er namentlich in der ersten Influenzaepidemie oft machte, daß die ganze Familie im Bett lag, mit Ausnahme der Hausmutter; die hatte nicht Zeit, krank zu sein. Ferner machte er auf die Säuglinge aufmerksam, die bei einer bestimmten Pflegerin einfach nicht gedeihen können. Was die nosogene Wirkung der Depression betrifft, so machte Hermann Müller darauf aufmerksam, daß die Krankheit wohl häufig den Weg über die psychogene Appetitstörung nehme. Ich möchte auch die Möglichkeit nicht ausschließen, daß ein dem Tode Verfallener sich noch am Leben hält, bis ein bestimmtes Ereignis eingetreten, eine Aufgabe erfüllt ist. Feer erinnerte in dieser Beziehung an das auffallend häufige, fast gleichzeitige Sterben bei älteren Ehepaaren. In den Fällen, wo man allmählich stirbt, wird eben nicht bloß ein Aufhören, sondern ein aktives Einstellen der Lebensfunktion, ein Sichaufgeben, das Ausschlaggebende sein. Doch das sind Probleme, die zu lösen wir noch weit entfernt sind. Teils auf einem Sichaufgeben, teils auf dem Verluste der gewohnten Antriebe und Assoziationen beruht gewiß auch der häufige rasche Verfall älterer, namentlich arteriosklerotischer Leute, die ihre gewohnte Beschäftigung verlassen haben, um sich zur Ruhe zu setzen.

Auch auf anderem Wege als auf direkt chemischem kann die Psyche körperliche Krankheitssymptome, ja Krankheiten entstehen lassen und unterhalten oder schon bestehende beeinflussen. Dabei ist das Mittelglied in vielen Fällen, aber nicht immer, der Vasomotorius. Man weiß, wie gut manche Verletzungen heilen, wenn der Schmerz nicht gefühlt wird, sei es infolge von peripherer Anästhesierung, z. B. durch Orthoform, sei es aus zentralen Gründen, z. B. durch Ablenkung bei Psychosen. Die Masse der gewöhnlichen habituellen Verstopfungen ist psychisch bedingt, wie unter anderem die Beobachtung an Geisteskranken beweist. Dennoch kann die Störung zu Veränderungen des Darmes, zu Membranbildung führen. Forel berichtet, daß er jahrelang aus psychischen Gründen von schwarzem Kaffee Diarrhöe bekam; mir selber ging es so, wenn ich unter bestimmten Umständen — aber nur dann — mehr als eine Tasse Milch oder Kaffee zum Frühstück trank; ich brauchte mehr als 20 Jahre, bis ich der Autosuggestion ganz Herr geworden. In neuerer Zeit wird auch die Entstehung von Magengeschwüren durch zu starken Tonus der Magenmuscularis, der den Kreislauf hemmt (Januschke), erklärt. Dieser Tonus steht bekanntlich unter psychischem Einfluß, so daß die Entstehung des Magengeschwürs vielleicht in den meisten Fällen auf die Psyche zurückgeht, sei es durch Vermittlung sekretorischer oder bloß physikalischer Faktoren[1]). **Überhaupt ist die in gewissem Sinne**[2]) **größere Morbidität des Menschen gegenüber den Tieren nicht nur den Kultureinflüssen, der Domestizierung, der gestörten Zuchtwahl und dem Umstand, daß wir an Orten leben wollen, an die wir nicht angepaßt sind, zuzuschreiben, sondern ebensogut der unbefugten direkten Einmischung der Psyche in die physiologischen Vorgänge.**

Bei Psychosen entsteht eine reiche Symptomatologie auf physischen Alterationen, die von der Psyche in verschiedener Weise verarbeitet werden. So kommen gewisse Formen von Halluzinationen

---

[1]) Cloetta pflegt seine Schüler darauf aufmerksam zu machen, daß die wichtigste Einleitung zur Behandlung einer Entzündung die Beseitigung des Schmerzes sei. Rosenbach hat schon längst ähnliche Ansichten vertreten. Vgl. auch Spieß und Bleuler (3a). — Auch Verbrennungen sollen besser verlaufen, wenn man sie erwartet, als wenn sie unvermutet einen überraschen, ferner sollen sie bei Anästhesierung einer Stelle unter Umständen gar nicht eintreten. Gehört vielleicht **hierher auch die rätselhafte Immunität der Retina gegen Verbrennungen beim In-die-Sonne-sehen vieler Geisteskranken?** Der Schmerz kann nicht nur reflektorisch, sondern auch auf dem Umwege über die Psyche die Heilung ungünstig beeinflussen, indem er den Gebrauch eines kranken Organes hindert. In vielen Fällen ist aber die Funktion zu einer richtigen Heilung nötig, so bei Knochenbrüchen, deren merkwürdig gute Heilung bei möglichst ausgiebiger Benutzung des Gliedes die Psychiater lange vor den Chirurgen kannten.

[2]) „In gewissem Sinne": es ist wohl keine Frage, daß die Tiere in der Freiheit weniger krank sind als die Menschen; wenn man Tiere seziert, findet man, abgesehen von den eigentlichen Parasiten, sehr selten Spuren von Krankheiten. Aber Seuchen gibt es natürlich unter den Tieren auch, ganz abgesehen von den durch die Menschen verschleppten; sie bilden sogar einen regelmäßigen Faktor in der Aufrechterhaltung des Gleichgewichtes in der Natur: wenn eine Art sich einmal stark vermehrt hat, so wird sie gewöhnlich gar nicht direkt durch Nahrungsmangel, sondern durch Infektionskrankheiten dezimiert.

zustande, indem die verschiedenen Arten von Hirndegenerationen zu Parästhesien führen — offenbar sowohl durch Reiz wie durch Ausfall. Beim Säuferwahnsinn werden Nervenreizungen (die wahrscheinlich in der Hauptsache peripher bedingt sind), soweit sie den Sehapparat betreffen, in die bekannten Visionen von Tieren und sich bewegenden Menschen umgesetzt. Der primäre Reiz besteht offenbar in kleinen schattenhaften, hellen oder dunkeln, flüchtigen Gesichtseindrücken, die illusionistisch umgedeutet werden. Von den Hautempfindungen trifft sich das Kribbeln mit den Tiervisionen, daneben aber werden die vom Einschlafen der Beine oder von Ohnmachten her bekannten mehr längsgestalteten Sensationen als Fäden, Schnüre, Wasserstrahlen empfunden und — offenbar sekundär — auch gesehen. Auf der Seite des Gehörs entspricht die Vorliebe für Elementarhalluzinationen (Schießen, namentlich aber Musik, die sonst so selten halluziniert wird) und die Spärlichkeit der Stimmen dem physischen Ursprung. Die Persönlichkeit wird dabei wenig berührt; die meisten Kranken sehen einem merkwürdigen Schauspiel zu, das sie nichts angeht. Komplexe kommen nur selten zum Vorschein. Führt aber die ungenügende Herztätigkeit zu Angst, so treten entsprechende Halluzinationen von Verfolgungen auf. Die Sexualität äußert sich etwa in lasziven Halluzinationen von Tänzerinnen u. ä. (immerhin nicht gerade häufig in reinen Fällen von Delirium tremens).

Eine besonders wichtige Rolle spielen bei manchen Psychosen **veränderte Empfindungen vom eigenen Körper**. Es ist das verständlich, weil leichte Veränderungen der zentralen Sinnesfunktionen gegenüber den wirklichen Wahrnehmungen unbedeutend sind und außerdem durch die letzteren „korrigiert" werden können; die Allgemeinempfindungen aber entbehren einer Korrekturmöglichkeit. Würde man die Gegenstände etwas größer als sonst sehen, so könnte man es wohl nicht bemerken, da die Motilität sich sofort daran anpassen würde, wie an die Vergrößerung durch eine Konvexbrille. Empfindet man aber den Magen als aufgetrieben, so gibt es keine Korrektur. Nur unter bestimmten Umständen, namentlich, wenn mangelnde Besonnenheit die Kritik unmöglich macht, können indes auch Reizungen des Apparates der äußeren Sinne zu Täuschungen führen, die als Halluzinationen in die Außenwelt projiziert werden, wie eben beim Delirium tremens.

Bei **Organischen** werden die Parästhesien zu allen möglichen Wahnvorstellungen betreffend den eigenen Körper verarbeitet: die Stirn ist von Gold, der Kopf von Glas, die Därme verfault, die Leber ist nicht mehr vorhanden, der Kopf ist ganz klein oder enorm groß. Bewirkt die Hirnstörung ähnliche Empfindungsanomalien und zugleich eine Unklarheit des Denkens wie beim Delirium tremens, so können auch ähnliche Auslegungen resp. „Halluzinationen" entstehen, wie Repond in einer demnächst erscheinenden Arbeit zeigen wird[1]). Die Halluzination von auf den Leib gestreutem Pulver u. dgl. ist gewiß meist auf abnormen Reizzustand im zentralen Sinnesapparat zurückzuführen. Bei einer klinisch wie anatomisch recht atypischen Paralyse schienen sowohl die „Halluzinationen" wie der Bewußtseinszustand so sehr schizophrenen Charakter zu haben, daß man während der in Betracht kommenden Zeit an gar keine andere Krankheit dachte als an Dementia praecox. Doch erlaubten bei genauerem Zusehen gerade die Halluzinationen, ohne weitere Kenntnis des Falles, auf eine organische Krankheit zu schließen (Nissl).

In der Schizophrenie werden aus den gestörten Eigenempfindungen Körperhalluzinationen. Die Leber fehlt nicht einfach, sondern sie ist herausgerissen, das Blut wird mit Maschinen angesaugt, das Herz steht nicht von selbst stille, sondern infolge fremder Einflüsse. Natürlich führen diese Empfindungen ebenfalls zu Wahnideen, aber das Hervorstechende ist die Halluzination, und diese hat hier immer eine wichtige Beziehung zur Persönlichkeit, die nicht mehr unbeteiligter Zuschauer ist wie beim Delirium tremens, sondern der wesentliche Beteiligte, wenn auch mehr passiv. Dabei werden die Mißempfindungen in den Dienst der Komplexe gestellt, resp. im Sinne der Wahnrichtung gedeutet.

Meine Auffassung wird für bestimmte Halluzinationen (Pulver, Elektrizität und ähnliches) neuerlich von Seelert geteilt.

Daß Störungen der Allgemeinempfindungen hinter den schizophrenen Körperhalluzinationen stecken, ist von jeher behauptet, aber nie bewiesen worden. Ich war früher geneigt, sie bloß psychisch, d. h. als nach außen projizierte Vorstellungen aufzufassen. Sie scheinen aber zu unabhängig von den Komplexen zu sein, als daß sie nur als Ausdruck derselben hervorgerufen sein könnten; ausschlaggebend aber scheint mir, daß sie in dem oft jahrelang dauernden Vorstadium der Krankheit als einfache Sensationen mit oder ohne hypochondrische Deutungen in den Vordergrund treten. Sie zeigen auch oft Übergänge zu deutlich organisch erscheinenden Parästhesien. Hält man das zusammen mit den anatomischen Befunden bei der Schizophrenie, so wird doch eine physische Wurzel derselben, wenn auch nicht sicher, so doch höchstwahrscheinlich. Ich glaube jetzt auch, daß ein Teil (alle?) der Halluzinationen von Elektrisiertwerden auf solche zentrale Parästhesien zurückzuführen ist. Wenn sie dennoch einen deutlichen Zusammenhang mit sexuellen Komplexen bekunden, so hätten wir hier nur einen Spezialfall des bei der Schizophrenie und manchen anderen Zuständen so häufigen Vorganges, daß irgendein Erlebnis im Sinne bestimmter Komplexe umgedeutet evtl. umillusioniert würde.

Wie die Schizophrenie verhält sich in gewissen Beziehungen der Traum[2]). Auch da werden Sensationen zu Halluzinationen und Wahn-

---

[1]) Monatsschrift für Psych. u. Neur. 1915 Bd. **38**.
[2]) Gerade jetzt wird die Frage viel diskutiert, ob der Trauminhalt durch physische Reize oder durch psychische Bedürfnisse bedingt werde (von den Bedingungen des Träumens selbst wissen wir noch gar nichts). Die Hauptrepräsen-

ideen verarbeitet, die mit der intimen Persönlichkeit und den Komplexen der Schlafenden zusammenhängen. Kälte an den Füßen, ein Druck auf eine Körperstelle, Schmerz von einem Furunkel her, Füllung der Harnblase, Anhäufung von Samen führen zu entsprechenden Traumsituationen. Dabei werden aber ganze Situationen hinzugedichtet, für die ein physisches Substrat, eine Parästhesie, nicht anzunehmen ist. Die Frau, die im Pollutionstraume der Anhäufung von Samen abhilft, ist eine ausschließlich psychische Schöpfung. Bei der Schizophrenie sehen wir Ähnliches nur in akuten Zuständen mit Vernichtung der Besonnenheit. Nur auf akustischem Gebiete können auch in besonnenen Zuständen Halluzinationen auftreten, die in Worten den bewußten oder unbewußten Gedanken des Patienten Ausdruck geben.

Ähnlich wird sich ein großer Teil der Fieberdelirien verhalten.

Wir haben also vorläufig zwei Gruppen von Halluzinationen zu unterscheiden: die einen sind umgedeutete Parästhesien (Delirium tremens, Cocainismus, die Körperhalluzinationen, einige Traumhalluzinationen), Symptome physischen Ursprungs, die psychisch verarbeitet werden, also in Wirklichkeit Illusionen. Die anderen sind nach außen projizierte Vorstellungen. Worauf im letzteren Falle die Projektion nach außen beruht, was für Dispositionen und Krankheitszustände dieselbe ermöglichen, darüber haben wir noch nicht einmal begründete Vermutungen. Hierher gehören die Komplexhalluzinationen, die besonders ausgearbeiteten, welche eben ursprungsgemäß Ideen vertreten, also vor allem die Sinnesphantasmen der Hysterie und die gewöhnlichen

---

tanten sind auf der einen Seite Freud, der nur psychische Motive wertet, und andererseits Mourly Vold mit den meisten der ausgesprochenen Freudgegnern, die alles durch äußere Reize erklären wollen. Geht man aber objektiv an die Sache heran, so ist es doch selbstverständlich, daß auch hier die Wahrheit zwar nicht in der Mitte liegt, aber beide Ansichten vereinigen muß. Ungezählte Erfahrungen an mir und anderen, die doch mit allem, was die Allgemeinheit über Träume weiß, zusammenstimmen, beweisen mit voller Sicherheit, daß z. B. ein überladener Magen oder gehinderte Respiration oder Zirkulation Angstträume hervorrufen kann. Ebenso selbstverständlich ist es auch ohne die Statistik Volds, daß körperliche Reize direkt Material für Traumvorstellungen liefern. Andererseits wird durch den dyspnoischen oder dyspeptischen Zustand nur die Allgemeinrichtung Angst und nicht die Erscheinung eines bestimmten Räubers oder Tigers oder Teufels bedingt, und die Auslegung eines Zehenschmerzes als Schlangenbiß liegt in keiner Weise in der Empfindung selbst. Ferner besitzt die Psyche unzweifelhaft die von ihr reichlich benutzte Fähigkeit, innere und äußere Reize vom Trauminhalt und überhaupt vom Schlafbewußtsein fernzuhalten. Es muß also wieder ein psychischer Grund sein, warum sie unter bestimmten Umständen einen körperlichen Reiz als Traummaterial verwendet oder einen Angsttraum zuläßt, unter andern aber nicht. Außerdem gibt es viele Träume, bei denen wir eine physische Genese nicht kennen, ja mit größter Wahrscheinlichkeit ausschließen, so, wenn wir im Traum einfach die Tagesarbeit fortsetzen oder uns mit den Tageskomplexen beschäftigen.

Traumhalluzinationen, vorläufig auch die schizophrenen Halluzinationen, namentlich die Stimmen, obschon wir uns dabei klar sind, daß ihr Zustandekommen erst ermöglicht wird durch irgendeine aus dem Krankheitsprozeß resultierende Veränderung des Mentalapparates, die aber nicht in direkt zu Halluzinationen umzudeutenden Reizen besteht, sondern in einer diffuseren Störung, vielleicht ähnlich der des Traumes; Berze spricht geradezu von einer Bewußtseinsstörung während des schizophrenen Halluzinierens; ich möchte aber den Ausdruck hier nicht gerne anwenden, weil hinter ihm eine zwar unklare Vorstellung, aber doch eine Vorstellung steckt, die auf die chronischen schizophrenen Zustände anzuwenden die Beobachtung noch lange nicht erlaubt. — Daß die verschiedenen Formen der Halluzinationen sich mischen können, und daß manchmal am Zustandekommen der nämlichen Täuschung beide Faktoren zusammenwirken, ist selbstverständlich. Ein sexuell erregter Alkoholiker macht aus seinen beweglichen Schatten nackte Tänzerinnen; geht sein Herz nicht mehr gut oder entsteht eine toxische Angst, so werden sie zu bedrohenden Gestalten.

Die Unterschiede der Psychosen in bezug auf die Bearbeitung körperlich bedingter Parästhesien sind sehr merkwürdig. Beim Delirium tremens Projektionen nach außen, ohne Bezug auf die Person (solange nicht aus anderen Gründen ein Affekt auftritt oder ein Komplex angeregt ist); bei den Organischen Bezug auf die Person ohne Projektion nach außen; beim Traum, Fieberdelir und bei der Schizophrenie beides zusammen, Projektion in die Außenwelt und Beziehung zum Körper und zur geistigen Persönlichkeit und Verwertung des ganzen Funktionsgebildes im Dienste bestimmter gefühlsbetonter Ideen und Bestrebungen. Die bloß psychogenen Halluzinationen sind in der Regel katathymen Charakters.

Bei den Organischen haben wir eine grobe diffuse Reduktion des ganzen psychischen Apparates in der Weise, daß die einzelnen intellektuellen (nicht die affektiven) Funktionen schwerer vonstatten gehen, aber es wird nichts anders geschaltet. Die Krankheit führt weder zu Absperrung der Außenwelt, noch zu Absperrung einzelner Ideenkomplexe (Spaltungen). Die Parästhesien der Körperorgane werden auf den eigenen Körper bezogen. Wenn die Person verändert wird, so geschieht das durch die Affektivität, die Gedächtnisstörung, die Wahnideen u. dgl. grobe Alterationen, nicht durch Spaltungen.

Beim Delirium tremens wird die Auffassung der äußeren Welt in erster Linie durch die Alteration des Sinnesapparates gestört. Reißt man den Patienten durch Anregung aus seinem Delirium, so ist er fähig, die Details einer Situation zu erfassen, nicht aber in schwereren Fällen dieselben zu einem richtigen Situationsbilde zusammenzusetzen. Die Person ist gar nicht ergriffen.

Bei der Traumgruppe ist die nach affektiven Bedürfnissen veränderte Schaltung das Wichtige. Im Traum selbst besteht gar keine krankhafte Störung der Hirntätigkeit. Die Schizophrenie erlaubt trotz ihrer organischen Grundlage auch in schweren Fällen zwischendurch wieder komplizierte Leistungen; weitgehende Besserungen überraschen oft. Die Grundlage der auffallenden Störungen muß also eine funktionelle sein, d. h. in der Schaltung liegen.

Manche, die sich jetzt über die Pathologie der Schizophrenie äußern, meinen sich gegen mich zu wenden, wenn sie sagen, daß der Krankheitsgruppe physische Veränderungen zugrunde liegen. Ich habe das aber ausdrücklich selber vorausgesetzt. Aus Gründen, die ich anderswo (3) ausgeführt habe, muß man annehmen, daß wenigstens die große Hauptmasse der Krankheitsbilder, die man jetzt unter den Namen Dementia praecox oder Schizophrenie zusammenfaßt, auf irgendeiner Vergiftung oder einem anatomischen Prozeß beruhe, der unabhängig von psychischen Einflüssen entsteht. Diesen Prozeß können wir aber noch gar nicht fassen, denn auch die anatomischen Befunde sind noch ungenügend zu einem Verständnis, und seine direkten Symptome sind teils ganz unspezifisch (Zittern, Ernährungsstörungen, Pupillenungleichheiten, katatonische Anfälle, Depressionen, Exaltationen), teils nur in Andeutungen bekannt (primäre Assoziationsschwäche, vielleicht auch Gedankendrängen und Neigung zu Perseveration oder Stereotypierung). Auch wenn wir danach suchen, finden wir klare primäre Symptome gar nicht in allen Fällen, und die sekundären, die man für gewöhnlich allein beachtet, haben auch außerhalb der Schizophrenie bei anderen Psychosen und sogar bei Aufmerksamkeitsstörungen oder Affektreaktionen und im Traum der Gesunden weitgehende Analogien. So kann zurzeit niemand ausschließen, daß nicht auch Psychosen, die wir von der Hauptgruppe der Schizophrenien nicht unterscheiden können, bloße psychische Reaktionsformen seien, und es ist erklärlich, wenn Freud und einige seiner Schüler trotz allem an der rein funktionellen Natur der ganzen Schizophreniegruppe festhalten. Daß solche Fälle existieren, ist aber noch zu beweisen, während die Hauptgruppe meines Erachtens sicher organisch bedingt ist.

Der unbekannte primäre (physische) Prozeß setzt eine besondere Disposition; die psychischen Funktionen werden dadurch so verändert, daß die gewöhnlichen psychischen Mechanismen anders als in der Norm, eben als schizophrene Symptome, ablaufen. Es liegt z. B. irgendeine noch nicht genauer zu definierende Störung der Assoziationen vor, aber für unsere Beobachtungsmittel führt sie erst zu Erscheinungen, wenn psychische Bedürfnisse sich dazu summieren oder wenn spezielle psychische Mechanismen gerade durch diese Grundstörung besonders alteriert werden: weil der Assoziationsvorgang überhaupt erschwert ist, werden die speziellen Erschwernisse der Assoziation von denjenigen Ideen, die einem aktuellen Affekte widersprechen, zu unüberwindlichen Hindernissen; die Sperrung, die normaliter als Affektstupor nur bei starken Affekten eintritt, kann hier auf die futilsten Anlässe hin erfolgen und wochenlang andauern. Bei der allgemeinen Assoziationsschwäche sind die Begriffe auch lockerer; aber wirklich zerstört werden in den Durchschnittsfällen nur diejenigen, auf die eine zerreißende (affektive) Kraft wirkt, und auch dann meist nur vorübergehend bei bestimmten Anlässen. Die Neigung zu Perseveration, die sich z. B. in der Stereotypierung und in der Flexibilitas cerea kundtut, ist möglicherweise eine primäre Anomalie; aber sie tritt meist erst dann in die Erscheinung, wenn psychische Gründe es verlangen; denn die Mehrzahl der Stereotypien ist deutlich komplexbedingt. Auf jeden Fall wäre sie psychisch überwindbar, denn die schwerste Katalepsie kann unter Umständen durch psychische Einflüsse zum Verschwinden und wieder zur Erscheinung gebracht werden. (Bei den organischen Perseverationen ist die physische Disposition meist das allein Wirksame; ob sie eine gewisse Ähnlichkeit hat mit der schizophrenen, ist vorläufig ganz offen zu lassen.)

Die akuten Syndrome sind teils als Schübe des physischen Krankheitsprozesses aufzufassen, in denen psychische Mechanismen (Komplexe und ihre Wirkungen) den Inhalt in der Hauptsache bedingen (z. B. die meisten akuten Katatonien), teils als rein psychische Syndrome (einfachere Dämmerzustände, Gansersche Formen, Gedenktagaufregungen u. dgl.), teils als Syndrome gemischter Genese: die akute Psychose tritt deshalb in die Erscheinung, weil eine physische Verschlimmerung zusammenfällt mit einem Ereignis, das geeignet ist, den Patienten aufzuregen. Das gilt bei all den verschiedenen Symptomen, ja noch bei den katatonischen Anfällen, die am einen Extrem rein organisch-epileptiform oder apoplektiform aussehen können, am anderen rein hysteriform sind, meist aber Zeichen des doppelten Ursprunges tragen.

Beim manisch-depressiven Irresein sind die Verhältnisse der beiden Faktoren in der Hauptsache viel unklarer: Es ist selbstverständlich, daß wir da viele Aufregungen zu beobachten haben, die sich genetisch in nichts unterscheiden von den Erregungen der Gesunden; aber in der Ätiologie der einzelnen Anfälle sehen wir bloß die beiden noch nicht zu vereinbarenden Tatsachen, daß die große Mehrzahl derselben unter den verschiedensten äußeren Verhältnissen von innen heraus, also physisch entsteht, während aber unzweifelhaft auch bloß psychisch ausgelöste Anfälle vorkommen, die sich in keiner Weise vor den gewöhnlichen auszeichnen. Ich habe Fälle gesehen, bei denen man geradezu experimentieren konnte, indem z. B. bei einer mit ihrem Gatten unzufriedenen Frau jedesmal ein Anfall einsetzte, wenn man ernstliche Bemühungen machte, sie nach Hause zu entlassen. Der Mechanismus, der für gewöhnlich die manischen oder melancholischen Anfälle hervorruft, kann also ebensowohl auf psychischem Wege wie durch den unbekannten physischen Anstoß in Gang gesetzt werden.

Interessant ist die Verlangsamung und die Beschleunigung der psychischen Vorgänge in den beiden entgegengesetzten Phasen der Krankheit. Man kann nicht anders, als daraus auf eine Veränderung in der physiko-chemischen Konstitution der Nervensubstanz schließen; denn nach allen unseren jetzigen Vorstellungen muß die Geschwindigkeit der nervösen Funktionen direkt abhängig sein von der Beschaffenheit der nervösen Substanz. Eine analoge, für uns sogar noch nicht unterscheidbare Veränderung tritt aber auch ein durch psychische Reize, die Depression oder expansive Affekte bewirken. Also auch hier irgendein Einfluß der Affekte auf den Chemismus. Von ganz anderer Seite ist Reichardt zu der Ansicht gekommen, daß die aktive Hirnsubstanz ihren Wassergehalt äußerst rasch ändern könne. Die Vorstellung einer so weitgehenden chemischen Labilität steht also nicht mehr isoliert.

Auch die bloßen Stimmungsschwankungen, abgesehen von dem, was bei einem manisch-depressiven Anfall alles noch dazu gehört, hat man schon lange zum Teil als chemische Wirkungen aufgefaßt; Meynert sprach in seiner einseitig physiologisch orientierten Anschauung von einer „Apnöe" der Ganglienzellen bei Euphorie (allerdings die Größe der Blutversorgung als das Ausschlaggebende betrachtend, während wir jetzt wissen, daß die Zelle aus der Nährflüssigkeit ausliest, was und wieviel ihr beliebt). Im gewöhnlichen Leben wird Lust und Unlust vor allem durch psychische Einflüsse hervorgerufen; auch dies müßte also über eine chemisch wirkende Schaltung gehen, wenn nicht Lust oder Schmerz infolge entsprechender Erlebnisse etwas prinzipiell anderes sein soll als die durch physiologische und pathologische körperliche Vorgänge erzeugten Stimmungen.

Bei den organischen Geistesstörungen haben wir eine Anzahl faßbarer Symptome, die offenbar primär, d. h. Ausdruck des diffusen Hirnschwundes sind: die charakteristischen Gedächtnisstörungen für die rezenteren Erfahrungen, die Affektlabilität und die akzessorischen Verstimmungen, die Einschränkung der Assoziationsbreite usw. Die psychischen Mechanismen determinieren bloß einzelne Symptome. So erweist sich in leichteren Fällen das Gedächtnis je nach der momentanen Konstellation bald schlechter, bald besser, und auch wenn die Merkfähigkeit für gewöhnlich auf Null herabgesetzt erscheint, können etwa einzelne gefühlsbetonte Vorstellungen normal reproduzierbar bleiben. Wie die Schwäche der Orientierung durch Affekteinflüsse zum Vorschein gebracht werden kann, haben wir oben angeführt. In der Depression haben die Kranken ängstliche und anklagende, in der Exaltation expansive Halluzinationen und Wahnideen; Depression und Exaltation aber müssen irgendwie physisch bedingt sein.

Von dem Gesagten aus wird es leicht, Stellung zu nehmen zu der Einteilung der Psychosen in reaktive und Prozeßpsychosen (Jaspers). Rein reaktive Psychosen haben wir bei Dämmerzuständen, Aufregungen, Haftpsychosen, ausgelöst durch irgendeinen affektiven Shock auf einer Disposition, die wir sonst nicht zu den Psychosen zählen. Eine chronische reaktive Psychose wäre nach der jetzigen Kraepelinschen Auffassung, die auch wir früher schon als möglich bezeichnet haben, die Paranoia im engeren Sinne als eine abnorme Reaktion auf eine Lebensschwierigkeit. Wie wir uns verhalten sollen, wenn die Grundlage eines akuten Syndroms die bloße epileptische Degeneration ist, die auch zu den Geisteskrankheiten gezählt wird, ist willkürlich, während natürlich die gewöhnlichen, auf irgendeiner toxischen Veränderung im Gehirn beruhenden epileptischen Dämmerzustände zu den Prozessen gehören oder gemischte Genese haben. Alle übrigen Psychosen sind Prozeßpsychosen, so natürlich vor allem die organischen, dann Autointoxikationen wie Delirium tremens, Fieberpsychosen, Amentiaformen, ferner die manisch-depressiven Formen, die Schizophrenien als solche. Es ist aber wohl zu beachten, daß auf dem Boden der Schizophrenie reaktive Syndrome entstehen, welche der Dauer und ihrer sozialen Bedeutung nach auch als selbständige Psychosen bezeichnet werden können und früher so aufgefaßt worden sind. Ähnliche reaktive Zustände können, wenn auch viel seltener, bei anderen Krankheiten vorkommen, namentlich bei der Epilepsie und bei Organischen. Das reaktive (psychogene) Syndrom ist also sehr scharf zu unterscheiden von der reaktiven Krankheit.

Ferner ist auch in diesem Zusammenhang wieder zu betonen, daß Reaktion und Prozeß sehr häufig die gemeinsame Ursache eines und desselben Syndromes sind. Prozeßpsychosen und reaktive sind also insofern nicht scharfe Gegensätze, als auf einer (sogar latenten) Prozeßpsychose reaktive Syndrome vorkommen, und als reaktive Syndrome durch einen akuten Prozeß mitbedingt werden können. Aus dem letzteren Grunde genügt die Einteilung in reaktive und produktive nicht einmal für die Syndrome. Auch diese sind ja oft reaktiv und produktiv zugleich (z. B. akute Syndrome bei Epilepsie und Schizophrenie).

Sehr viel leichter wird die Auffassung bei den Neurosen. Hier haben wir es sozusagen bloß mit Reaktionen zu tun. Einige Komplikationen gibt es indes natürlich auch hier. Die Disposition kann durch eine körperliche Krankheit verstärkt, vielleicht sogar geschaffen[1])

---

[1]) Z. B. durch eine latente Phthisis, einen Basedow, ein Basedowoid. Ein großer Teil der Kriegsneurosen mischt körperliche und psychische Symptome.

worden sein. Eine psychogene Magenstörung schwächt wieder den Körper.

Hier finden wir außer den Dispositionen aus Anlage und aus Prozeß noch **psychische, funktionelle, erworbene Dispositionen**, die bei den Psychosen in den Hintergrund treten. Wer das Gehör verliert, wer dauernd von Feinden umlauert und gequält wird, wird mißtrauisch und reizbar und mag schließlich in einen ähnlichen Zustand kommen wie ein Paranoiker. Das normal liebebedürftige Kind, dem nur dann Zärtlichkeit entgegengebracht wird, wenn es krank ist, muß nosophil werden. Schlechte Erziehung überhaupt, dann sexuelle Traumen und noch tausend andere Einflüsse, die ja bekannt sind, können psychische Krankheitsdispositionen schaffen, die später, wenn Gelegenheitsursachen hinzukommen, die Grundlage von Neurosen werden. Wir dürfen ruhig annehmen, daß potentia bei einem Zusammenwirken von schweren dispositionellen (im obigen Sinne) und akzidentellen Ursachen auch konstitutionell nicht Disponierte nervöse Krankheitssymptome zeigen können. Aber in Wirklichkeit sind natürlich fast alle Neurotiker, die zu uns kommen, schon in der Anlage mehr oder weniger disponiert, wenn auch bei nicht seltenen Fällen dieser Faktor Nebensache ist.

Auf einer Disposition kann nun ein affektives Ereignis eine Krankheit direkt auslösen, z. B. bei einer Schreckreaktion einer nervösen Person. Meist aber bedarf es noch irgendeines dritten Faktors, der veranlaßt, daß die Gelegenheit wirklich benutzt wird oder automatisch zu einem Krankheitssyndrom führt. Das wichtigste ist hier gewiß die „Nosophilie", „ein Wunsch, krank zu sein", die Aussicht auf irgendeinen „Krankheitsgewinn", irgendein Bedürfnis nach „Flucht in die Krankheit". In der Diskussion über dieses Thema hat mir Schwarzenbach entgegnet, wer krank sein wolle, sei schon krank. Meinetwegen, aber höchstens in dem Sinne, als eine Disposition eine Krankheit ist.

Kohnstamm hat auch den Begriff des „Gesundheitsgewissens" aufgestellt, und angenommen, daß bei jeder Hysterie zum mindesten eine gewisse Schwäche dieser Funktion vorhanden sei, so daß man eine Neurose ohne diesen Defekt niemals Hysterie nennen könne. Ich halte entgegen manchen Kritiken den Begriff für richtig und nützlich[1], nur möchte ich eine kleine Einschränkung hinzufügen. Es gibt, vor allem bei Jugendlichen, aber auch bei Leuten, die im Leben stehen, äußere Umstände, die eine Flucht in die Krankheit so nahelegen, daß ein

---

[1] Lewandowsky wirft dem Begriff vor, daß er den Hysterischen wieder einen Makel anhänge. Er ist aber theoretisch so richtig, daß seine Nichtanwendung eine Lücke läßt, und dem praktischen Handeln gibt er einen schwer zu ersetzenden Fingerzeig. Dem Patienten, oder gar dessen Bekannten, braucht man ja nicht davon zu reden, wenn man es nicht für nötig findet.

mehr als durchschnittliches Gesundheitsgewissen vorhanden sein muß, wenn man der Versuchung nicht erliegen soll. Nun wird ja anzunehmen sein, daß diese Leute, gerade wie die durch nicht affektive Assoziationsverkettung krank gewordenen, sich früher oder später wieder von der Krankheit befreien werden. Wenn hier die äußere Situation, die das Krankheitsbedürfnis hervorgebracht hat, geändert wird, wird rasche und vollständige Wiederherstellung erfolgen. Die Prognose ist also mehr von äußeren Umständen abhängig und viel günstiger als bei den aus inneren Gründen nosophilen Patienten.

Ich bin übrigens mit Lewandowsky, Kohnstamm u. a. überzeugt, daß die Nosophilie nicht der einzige Faktor ist, der Disposition und Gelegenheitsursache zu Krankheit werden läßt. So glaube ich, daß Krankheitsfurcht[1]) auf dem nämlichen Wege eine Krankheit erzeugen könne, wie der Kandidat gerade im Examen eine Sperrung bekommt, der angehende Radfahrer gerade auf den Stein losfährt, den er vermeiden möchte.

Dann gibt es gewisse einfache assoziative Vorgänge, die manche Syndrome bedingen, ohne daß irgendein affektives Bedürfnis dazu besteht. Im speziellen Fall ist es natürlich meist unmöglich, affektive Faktoren sicher auszuschließen; ganze Gruppen von Erscheinungen lassen aber erkennen, daß oft das rein Assoziative, die Auslösung einer Vorstellung an sich, das Ausschlaggebende ist.

Schon beim Keuchhusten möchte ich nicht behaupten, daß das Kind den psychisch ausgelösten Husten immer oder nur gewöhnlich im Sinne eines gewissen Krankheitsbedürfnisses benutze. Die nosophile Ursachenkomponente kann zurücktreten oder ganz verschwinden. Irgendwelche anderen psychischen Einflüsse, z. B. eine in der Luft liegende Suggestion, mag den Anfall auf anderem Wege auslösen; es mag genügen, daß das Kind an den Husten erinnert, daß seine Aufmerksamkeit auf den Reizzustand in den Atemwegen gelenkt werde. Wenn eine Anzahl Kinder mit Keuchhusten beisammen sind, und eines beginnt zu husten, so fallen die anderen oft im Chor ein; der Mechanismus ist ähnlich, wie Bedürfnis nach Miktion auftritt, wenn man Wasser rinnen hört.

Die Gewöhnung, die assoziative Festigung eines Vorganges ist überhaupt ein wichtiges nosogenes Moment. Wie groß die Rolle derselben ist, sehen wir am besten bei kleinen Kindern. Der normale Säugling läßt sich in einer Weise gewöhnen, die sich die frühere Generation von Müttern und Pflegerinnen niemals hätte träumen lassen.

---

[1]) Ich meine hier die eigentliche, primäre Krankheitsfurcht. Viel häufiger wirkt natürlich diejenige Krankheitsfurcht nosogen, die in Wirklichkeit nur die Kehrseite der Nosophilie ist: man hat vor einer Krankheit gerade deshalb besondere Angst, weil man sie (im Unbewußten) herbeiwünscht.

Durch regelmäßiges Aufnehmen und regelmäßiges Stillen kann man ihn innerhalb recht weiter Grenzen jeden beliebigen Stundenplan annehmen lassen. Aber auch krankhafte Gewohnheiten sind sehr leicht angenommen.

Hat ein kleines Kind, das bisher mit der Präzision einer Maschine seinen täglichen Stuhlgang produzierte, einmal Fieber, und ein Arzt meint, er müsse dieses bekämpfen, indem er mit Klysmen die Ausscheidung von infektiösen Mikroben und Stoffen befördere, so kann man sich auch ohne Zuhilfenahme von analerotischen oder ängstlichen Affekten sehr leicht erklären, wenn es nun Monate braucht, bis die alte Ordnung wiederhergestellt ist; die Assoziation Klysma—Stuhl ist eben leicht herzustellen und auch für ein Kind im zweiten Jahre sehr leicht zu fixieren, nicht so aber die von Nichtsmachen — Stuhl, oder bestimmte Tageszeit — Stuhl.

Es gibt Kinder, die nur schlafen, wenn ihnen die Mama in bestimmter Weise die Hand auf den Kopf legt; andere bekommen zu einer bestimmten Zeit in der Nacht einen rasenden und mit Angst verbundenen Schreianfall usw. Mit ein bißchen Energie lassen sich diese Assoziationen ebenso wie sie gestiftet worden sind, wieder lösen; aber selbstverständlich wird es ceteris paribus immer schwieriger, je älter und geübter sie sind. Übrigens scheint man sich gewisse Dinge leichter ab- und anzugewöhnen als andere; es wäre einer eingehenden Untersuchung wert, die dabei in Betracht kommenden Gesetze herauszufinden. Jedenfalls spielen hier affektive Momente eine besondere Rolle, und zwar in zwei Richtungen: Affektbetonte Assoziationen haben an sich schon eine Tendenz zum Haften, außerdem aber bekommen Vorgänge, die mit Lust betont waren, und vielleicht auch negativ betonte, namentlich ängstliche, eine besondere Tendenz zur Reproduktion. Ich glaube aber nicht, daß mit dieser Konstatierung alles erschöpft sei, was wir wissen sollten.

Die Automatisierung spielt auch sonst eine wichtige Rolle. Sind bestimmte Symptome, ein Kopfweh, ein hysterischer Anfall häufig provoziert worden, so wird das Symptom, wie jeder andere Psychismus, immer leichter auslösbar und schwerer unterdrückbar. Die Automatisierung ist ein Vorgang, der dem ganzen Nervensystem eigen ist (Gedächtnis!); ob man ihn als physisch oder psychisch bezeichnen wolle, ist Geschmackssache. Auf einer besonderen Art der Automatisierung beruhen die Tics, die oft (ich glaube sogar, immer), auf einen äußerlichen Anlaß, wie eine unangenehme Empfindung, zurückzuführen sind. Da braucht ein kleiner Junge eine Zahnbürste, die Borsten im Munde zurückläßt. Er lernt es, sich von denselben zu befreien durch ein explosives Herauspressen der Luft zwischen den Schneidezähnen. Bald macht er die nämlichen Bewegungen bei irgendwelchen kleineren Körpern im Mund und schließlich auch nur bei ähnlichen Empfindungen, die sich von nun an mit besonderer Leichtigkeit Beachtung erzwingen, so daß es den Eltern auffällt. Auf Bemerkungen der Umgebung hin gelang es ihm rasch, die Tendenz so weit zu unterdrücken, daß niemand mehr etwas davon merkte. Es entstand in diesem Falle kein Tic. Aber noch nach mehr als 50 Jahren ist die entsprechende Empfindung und die entsprechende Bewegung entschieden zu leicht auslösbar. Damit ein eigentlicher Tic entstünde, müßten natürlich noch andere Ursachen mitwirken, vor allem eine stärkere nervöse Disposition, dann wohl irgendwelche Freudsche Mechanismen.

Manchmal bildet die Assoziation eine Art körperlichen Entgegenkommens, aber aus der Vergangenheit. Der Hysteriker, der Traumatiker haben Schmerzen in einem früher gebrochenen Beine, an einer Stelle, wo vor Jahren ein Herpes zoster war. Nun könnte ja einmal die erkrankt gewesene Körperstelle noch etwas empfindlicher sein als eine intakte. Aber die Untersuchung weist in der Regel keine Überempfindlichkeit nach, und der Verlauf, der Eintritt und das Verschwinden der Schmerzen ist rein von psychischen Einflüssen abhängig; diese sind also das Wesentliche. Daß nun gerade dieser Körperteil zur Darstellung einer Krankheit benutzt wird, ist dennoch gut verständlich. Das Wichtigste wird wohl die Gewohnheit sein. Man hatte da einmal Schmerzen; sie sind also hier am leichtesten wieder zu halluzinieren[1]).

Überhaupt spielen Relikte nach irgendwelchen Krankheiten in der Neurologie und Psychiatrie eine große und noch oft übersehene Rolle. So Schlaflosigkeit nach Melancholie, gewisse Erregungen, namentlich unbändiger Selbstmordtrieb nach einem Anfall von Katatonie, Metrorrhagien nach operiertem Fibrom. Im jetzigen Kriege ist nervöse Urininkontinenz nichts Seltenes, tritt aber fast nur bei früheren Enuretikern auf[2]). Lewandowsky (S. 38) faßt einen Teil der Beschäftigungskrämpfe als Relikte von Myalgien auf und berichtet (S. 54) von hochgradiger Nahrungsverweigerung bei einem zweijährigen Kinde nach Diphtherie[3]). Nach der letzteren Krankheit habe ich nach jahrelanger Pause Rezidive von Pavor nocturnus bei zwei Geschwistern gesehen. Nach einem Typhus wollte sich bei mir der Puls nicht mehr auf die frühere Frequenz einstellen; ich war mir ganz klar, daß es sich um

---

[1]) Ich glaube allerdings, daß ein Teil der nervösen Schmerzen auch außerhalb der weiblichen Genitalien nicht bloße zentrale Vorstellungen seien, sondern Krampfzustände irgendwelcher glatter Muskeln u. dgl.

[2]) Böhme, Enuresis und ähnliche Blasenstörungen im Felde. Münch. med. Wochenschr. — Allerdings wird es sich hier zum Teil um eine bleibende Disposition handeln.

[3]) Kraepelin (S. 1417) zählt noch andere Beispiele auf: „Wenn irgendwo, paßt also hier die Bezeichnung von Möbius, daß die Störung durch Erinnerung an Krankheiten bedingt wird."

ein psychisches Symptom, wahrscheinlich im Sinne einer Gewöhnung, handelte, ließ mir Digitalispulver geben, die denn auch sofort den gewünschten Erfolg hatten, obschon ich sie auf dem Nachttisch liegen ließ. Sogar Magenkrisen bei einem unzweifelhaften Rückenmarkluetiker erwiesen sich als psychisch bedingt und konnten innert weniger Wochen beseitigt werden, als wir dem Patienten abgewöhnt hatten, die Aufmerksamkeit darauf zu wenden, und ihn dazu gebracht hatten, sich um kleine Andeutungen von Magenschmerzen nicht zu kümmern. Natürlich hatte der Patient Salvarsan bekommen; aber die Besserung der Magenkrisen war ganz deutlich nur im Zusammenhang mit der psychischen Beeinflussung, gerade wie das Auftreten des einzelnen Anfalles so deutlich psychogen war, daß man draußen die Rückenmarkskrankheit übersehen hatte. Die angeführten Beispiele sind in ihrer Genese nicht ganz gleichwertig; jedenfalls aber ist es wichtig, sie von der eigentlichen Krankheit zu unterscheiden, da sie meist einer geeigneten Therapie leicht zugänglich sind.

Die Gewöhnung hat eine größere wissenschaftliche Bedeutung bekommen durch die Pawlowschen Versuche und die daraus resultierende Idee des Assoziationsreflexes. Dadurch sind uns eine Anzahl von Vorgängen, deren Mechanismen wir eigentlich schon vorher kannten, aber nie klar dachten, geläufiger geworden, namentlich wird der Suggestionsbegriff in sehr erwünschter Weise ergänzt. Wenn Reichardt behauptet, nur affektiv betonte Ideen könnten suggestive körperliche Wirkungen hervorbringen, so war das allerdings schon bisher nur cum grano salis zu verstehen; das Affektive lag oft sehr indirekt bei der suggerierten Vorstellung, d. h. eben im Verhältnis des Suggestors zum Suggerierten (Bleuler 4). Wenn wir nun aber bei einem Phthisiker, bei dem wir einige Male durch Tuberkulininjektion Fieber hervorgerufen haben, den nämlichen Erfolg mit Aqua destillata erreichen, so liegt es viel näher, an einen einfachen Assoziationsreflex zu denken, und wir werden überhaupt in Zukunft in allen ähnlichen Fällen die Frage aufzuwerfen haben, ob Suggestion im alten Sinne oder einfache Assoziation resp. Gewöhnung vorliegt.

Bei den nosogenen Assoziationen und Gewöhnungen haben wir nicht zu vergessen, daß es Ähnlichkeitsassoziationen gibt; nicht nur gleiche, sondern auch die viel häufigeren ähnlichen Erlebnisse rufen frühere Symptome wieder ins Leben; das gilt namentlich von den affektiven Situationen resp. von den Affekten selbst, deren oft übersehene assoziative Kraft bei den Neurosen eigentlich erst Frank genügend gewürdigt hat. Ein Symptom, das einmal durch einen Schreck, einen Ekel hervorgerufen worden ist, wird später leicht durch jeden neuen Schreck oder Ekel wieder produziert. Hierbei wiederholen sich leicht ganze Anfälle der verschiedensten Art, d. h. Komplexe von Symptomen, die einmal miteinander in assoziative Verbindungen gebracht worden sind.

Oft setzt eine Assoziation oder irgendein nosophiles Bedürfnis einen ganzen Mechanismus auf einmal in Tätigkeit, der vorgebildet ist, entweder als angeboren, oder als später erworben, etwa wie der Schauspieler sich nicht vorstellen muß, jetzt habe ich meine Mundwinkel und äußeren Augenwinkel herunterzuziehen, die Stirne in Falten zu legen, Tränen zu vergießen usw.; sondern er stellt sich die ganze traurige Situation vor, die er zu spielen hat, und dann macht sich das übrige von selbst. So ist der epileptiforme Anfall ein Mechanismus, der, wenn auch noch ungenügend verstanden, doch irgendwie vorgebildet sein muß, kommt er doch unter den verschiedensten Umständen vor, außer bei den mannigfaltigen Krankheiten, die wir als Epilepsien bezeichnen, bei allen möglichen groben Hirnkrankheiten, bei Hirnarteriosklerose, bei Presbyophrenie, bei Tumoren, bei der Paralyse, der Dementia praecox, unmittelbar und als Nachkrankheit bei Kopftraumen, bei Urämie, bei Eklampsie, bei Bleivergiftungen, bei elektrischer und mechanischer Hirnreizung und bei **Affektepilepsie** auch als rein psychisch ausgelöstes Symptom[1]).

Ähnlich gibt es einen Mechanismus, der sich in vielen hysteriformen Anfällen wiederholt, aber jedem auch aus dem Traume bekannt ist: irgendein Erlebnis, eine Handlung spitzt sich zu, dann schwinden die Sinne, es wird dunkel und es kommt zur Katastrophe. In Tausendundeiner Nacht finden wir in einem Märchen[2]) einen solchen Vorgang geschildert, der offenbar einem Traum nachgebildet ist. Abraham glaubt, das Vorbild dieses Mechanismus im Coitus zu finden, wo auf der Höhe des Orgasmus das Bewußtsein auch schwinden soll. Letzteres bezweifle ich zwar in Anbetracht des unendlich oft mit Glück durchgeführten Coitus interruptus, aber ich kann dennoch einen gewissen Zusammenhang nicht leugnen, denn alle diese Träume haben entweder etwas Sexuelles oder einen Angstcharakter, der sich aus dem Sexuellen ableiten läßt.

Manchmal können Anfälle von Diarrhöe, Erbrechen, Migräne ausgelöst werden, recht häufig auch Angst- oder Asthmaanfälle.

Lewandowsky (S. 69) nennt Syndrome, die an sich nicht psychogen sind, aber unter Umständen auch durch psychische Einflüsse ausgelöst oder sistiert werden können, wie die Anfälle bei Epilepsie und Migräne, „hysterophile", und spricht in diesem Sinne von „hysterophiler Genese".

---

[1]) Psychische Auslösung des epileptischen Anfalles, ja gewisser epileptischer Dämmerzustände mag auch über den Vasomotorius gehen. Wir wissen aber noch nichts davon.

[2]) Des Barbiers Erzählung von seinem zweiten Bruder (2. Band der vollständigen deutschen Ausgabe in 12 Bänden von F. V. Greve, Insel-Verlag, Leipzig 1912).

Das Asthma wird von den einen als Neurose, von den anderen als ein organischer (in neuester Zeit als ein anaphylaktischer) Vorgang aufgefaßt. Für beide Auffassungen bestehen gute Gründe, denn sie sind eben beide richtig. Psychische Bedürfnisse könnten nicht ein Asthma hervorbringen, wenn nicht die Disposition dazu da wäre, und namentlich, wenn die Psyche nicht schon wüßte, wie ein Asthma ist, und wenn sie nicht einen Assoziationsweg zu dem Mechanismus hätte. So reagieren namentlich Leute, denen wegen einer Lungenkrankheit oder einer kardiovasculären Störung der asthmatische Komplex bekannt geworden ist, sehr leicht mit diesem auf negativ betonte Erlebnisse. Die dauernde Disposition an sich würde andererseits das vorübergehende Symptom des Asthmas nicht entstehen lassen, wenn nicht noch veranlassende Ursachen dazu kämen, unter denen psychische zum mindesten sehr wichtig sind; kann man doch Asthma auf psychischem Wege bessern oder gar wohl heilen. Auch wenn die direkte Ursache der Atemstörung eine durch anaphylaktische Vorgänge hervorgerufene Schwellung des Respirationsepithels wäre, so würde das der Annahme psychischer Mitwirkung nicht entgegenstehen, da ja auch die chemischen Vorgänge von der Psyche beherrscht werden.

Ganz ähnlich wird auch unter Umständen (Schizophrenien, Phobien usw.) der Angstkomplex ausgelöst, der aber recht kompliziert ist und einer besonderen Betrachtung bedarf.

Die Angst ist uns zunächst eine verständliche psychische Erscheinung: Erlebnisse, die unsere Existenz oder schließlich unser Befinden ernstlich bedrohen, müssen eine Abwehr- und Ausweichreaktion auslösen, die nach den allgemeinen Affektgesetzen mit einem negativen Affekt in Verbindung sein muß; dieser kommt als das in die Erscheinung, was wir eben Angst nennen. Außerdem gibt es eine körperliche Angst, die mit ungenügender Oxydation des Blutes also mit Störung der Zirkulation und der Respiration zusammenhängt. Die beiden Zustände scheinen uns symptomatisch identisch, und man kann das auch genetisch verstehen, insofern, als in beiden Fällen eine Gefährdung des Individuums vorliegt. Für krankhafte Zustände wird allerdings die Angst so wenig gemacht sein wie der analoge Schmerz; aber es dient der Erhaltung des Individuums, wenn dieses sich an allen Orten, wo die Atmung ungenügend ist, unbehaglich fühlt und schließlich mit elementarer Gewalt fortzukommen strebt in der gleichen Weise, wie es einen übermächtigen Angreifer flieht.

So weit ist die Sache verständlich; aber es gibt auch eine psychische Angst, die irgendwie aus der Sexualität entspringt (Freud meint aus verdrängten sexuellen Wünschen resp. Bedürfnissen). Auf körperlichem Gebiet gibt es wahrscheinlich eine cerebrale Angst, und zwar sowohl bei groben Hirnkrankheiten wie bei Psychosen und wohl auch bei Vergiftungen. Worauf die Angst bei den verschiedenen melancholischen Zuständen beruht, wissen wir noch gar nicht. Dann macht lange nicht jede Erschwerung in der Blutatmung Angst. Das mag vom Individuum, von seiner psychischen und chemischen Konstitution abhängen, vielleicht wird auch die Angst überkompensiert durch die Kohlensäurenarkose oder durch die Wirkung von Tuberkel- und anderen Toxinen. — Es gibt ferner ein Vergnügen an der Angst; wir sehen das schon bei den Spielen der Kinder, vor allem aber in der Sexualität; man möchte fast sagen, die Angst habe auch eine positive Komponente.

Bei der Erzeugung pathologischer Angst unterstützen sich nun körperliche und psychische Momente. Wer psychisch ängstlich ist, wird ceteris paribus durch einen geringeren Luftmangel in aktuelle Angst versetzt, als wer zuversichtlich ist, wie man beim nämlichen Menschen beobachten kann. Psychische Einflüsse bewirken viel leichter Angst, wenn man einen Herzfehler hat. Kohnstamm hat in neuerer Zeit besonders auf den Umstand aufmerksam gemacht, daß irgendwelche, besonders affektive Erregungen frühere Reaktionen, namentlich wieder Affekte mit ihren Begleitsymptomen von neuem hervorrufen, wie der Druck auf einen Knopf einen Mechanismus in Bewegung setzt. Er spricht in diesem Sinne von einer „Klaviaturtheorie".

Der Angsttraum ist unzweifelhaft meist sowohl psychisch wie physisch bedingt. Psychische Gründe einerseits und Dinge wie ein voller Magen, Herzfehler oder Respirationsstörungen wirken zusammen. Die oben erwähnte Zuspitzung der Situation bis zu einer Katastrophe, in der die Sinne undeutlich werden, weist auf einen psychischen (sexuellen) Charakter. Es ist ebenso falsch, mit den meisten medizinischen Autoren den psychischen Faktor zu ignorieren, wie mit manchen Psychanalytikern den körperlichen außer acht zu lassen. Wenn man ängstlich oder sonstwie psychisch alteriert ist, bekommt man durch körperliche Anstrengungen leichter Herzklopfen; wenn das Herz nicht in Ordnung ist, wirken psychische Einflüsse abnorm stark auf seine Tätigkeit.

Da die neurotischen und psychogenen Vorgänge gern vorgebildete Mechanismen benutzen, ist die einförmige Wiederholung bestimmter Symptome von Patient zu Patient, die namentlich bei der Hysterie, den traumatischen Neurosen und der Schizophrenie so auffallend ist, trotz der unbegrenzten Möglichkeiten, die sich aus dem Vorstellungsleben ergeben würden, leicht verständlich. Der Globus entspricht einmal einem würgenden Gefühl, das bei vielen unangenehmen Affekten normaliter auftritt. Er muß aber außerdem, wie die Parästhesien der Schizophrenen und die antike Auffassung von dem heraufwandernden Uterus beweisen, noch irgendeinen besonderen Zusammenhang mit der Sexualität haben. Der Kreisbogen bei Hysterischen und dann namentlich bei Schizophrenen ist ein ganz deutliches Zeichen sexueller Erregung. Eine Tendenz zu ähnlicher Stellung wird schon bei Gesunden oft bei erotischer Reizung markiert; die Kranken übertreiben diese bloß[1]).

Eine andere Art von sich wiederholenden Symptomenkomplexen beruht auf dem stereotypen Vorkommen bestimmter Bedürfnisse und Vorstellungen. Je nach der Vorstellung, die der unbewußte Simulant sich von Geisteskrankheiten macht, sagt er alles verkehrt (Ganser) oder er spielt in den Bewegungen den Unsinnigen (Faxensyndrom) oder er mimt den Idioten, das Kind (Puerilismus). Der unbewußte Rentenjäger fürchtet nicht mehr arbeiten zu können, er kann nicht schlafen, nicht denken, verliert den Appetit, bekommt bei jeder Anstrengung Kopfweh, Herzklopfen, hat eine große Muskelschwäche, einen labilen Vasomotorius. Dieses Syndrom wird aber nicht bloß deshalb so häufig sein, weil es einer geläufigen Vorstellung entspricht, sondern auch weil es aus noch nicht recht bekannten Gründen besonders leicht auslösbar sein mag. Die Stereotypie des Haftkomplexes von Fall zu Fall hat ihren Grund selbstverständlich in der Gleichheit der psychischen Situation mit ihren Wünschen und deren Nichterfüllung.

Vielleicht haben auch lokal herrschende Vorstellungen oder lokalrassenhafte physiologische Eigentümlichkeiten Einfluß auf die Gestaltung der Krankheitsbilder. So scheint die „Pseudodemenz" als Rentenkrankheit besonders in Schlesien vorzukommen (Schuppius).

Komplizierte Verhältnisse haben wir bei den gewöhnlichen Menstruationsstörungen im Sinne von Schmerzen und Krämpfen. Diese sind rein psychisch ausgelöst, wie wir u. a. daraus ersehen, daß sie bei denjenigen Geisteskranken, die diese Dinge unbeachtet lassen, nicht vorkommen. Eine gewisse Störung im Organismus ist aber die Menstruation doch, und wenn nur die Unbequemlichkeit des Blutflusses vorhanden wäre. Die Suggestion des „Unwohlseins", das Bedürfnis, gegen jedes Übel etwas zu tun, und oft, aber wohl nicht immer, die verschiedensten Versuchungen zum Kranksein, machen aber daraus oft ein schweres Leiden, das der Trägerin einen nicht unbeträchtlichen Teil des Lebens verbittern kann. Hier fällt aber noch etwas auf: die große Mehrzahl der Fälle hat einen höchst eintönigen Charakter von Algien oder Krämpfen. Daraus muß man schließen, daß eine gewisse Disposition speziell zu solchen Anomalien vorhanden sei, sei sie nun durch die Menstruation selbst geschaffen, oder dem weiblichen Genitalapparat überhaupt eigen. Der Zusammenhang wird also folgender sein:

---

[1]) Raimann (Zur Hysteriefrage, Wiener klin. W. Schr. 1914, S. 1413) macht darauf aufmerksam, daß eine Andeutung von Opisthotonus beim Gähnen und Räkeln auftritt, das die Reaktion auf eine Situation darstellt, deren man überdrüssig ist.

die (normale) Menstruation wird als ein „Unwohlsein" aufgefaßt und wohl auch in gewissem Grade als solches empfunden. Sie schafft zunächst abnorme Aufmerksamkeit auf den Vorgang in bezug auf Rücksichtnahme und in bezug auf Symptome; damit wird die Vorstellung des Unwohlseins bis zu der des Krankseins verstärkt. Dazu kommen die Ängstlichkeit und oft irgendwelche Bedürfnisse, krank zu sein, die den Zustand verschlimmern. Dabei stelle ich mir nicht vor, daß die Schmerzen bloß „eingebildet", d. h. rein zentral psychogen wären, sondern nach allem muß man wirkliche Krampfzustände in der Muskulatur des Uterus und wohl auch der Adnexe annehmen. Das Physische ist hier also am Anfang und am Ende: es begünstigt einen psychischen Vorgang und dieser schafft wieder die Schmerzen resp. die Krämpfe.

Die Komplikation der Bedingungen oder Ursachen, die Überdeterminierung eines Syndroms nach Freud, ist überhaupt das Normale. Alle die „kausalen" Zusammenhänge, die wir gewöhnlich beschreiben, sind natürlich sehr starke Abkürzungen des wirklichen Sachverhaltes. Einander parallel gehende Motivierungen mag man in den Freudschen Analysen nachlesen. Einen typischen Fall von Ursachen, die hintereinander stehen, beschreiben Friedemann und Kohnstamm (S. 372): Ein Fräulein sah auf der Eisenbahn eine Dame mit einem Ekzem an den Händen und bekam ebenfalls einen Ausschlag in der nämlichen Lokalisierung. Daß der Anblick diesen Erfolg hatte, beruhte auf einem besonderen Abscheu vor Hautkrankheiten, den sie auch sonst hatte. Dieser wieder war darauf zurückzuführen, daß sie wußte, ihr Vater war syphilitisch. Dieser Idee ist aber dadurch eine besondere negative Affektgewalt gegeben worden, daß die Tochter von der ungeschickt pietätvollen Mutter nach jedem Essen gezwungen worden war, den Vater zu küssen, obschon er jeweilen in seiner paralytischen Sorglosigkeit und Ungeschicklichkeit den Bart mit Speisen verunreinigt hatte.

Vielfach andere Anschauungen, als sie hier entwickelt worden, äußert Reichardt. Er meint, die meisten als hysterisch bezeichneten Symptome seien in Wirklichkeit „nervöse Reaktionen auf Mißempfindungen schlecht funktionierender Organe". Das mag ja vorkommen, ist aber gewiß nicht die Regel. Das zeigt z. B. der Erfolg der Behandlung. Zwingt man einen Magenkranken, der bei allen Ärzten herumgelaufen ist, dem von jedem wieder eine gewisse Kategorie von Speisen verboten wurde, und der nun nichts mehr essen darf und am Verhungern ist, dazu, sich um seinen Magen nicht mehr zu kümmern, so ist er meist auch gesund. Das Psychische ist also doch hier das Wesentliche und das Primäre, wenigstens von dem Teil der Symptomatologie, den man kennt und zu behandeln hat. Reichardt meint ferner, Reaktionen auf irgendwelche Einflüsse können nur vorübergehende

Folgen haben. Es gibt auf der Welt keinen Grund, das anzunehmen, und tausendfältige Erfahrung scheint denn doch das Gegenteil zu beweisen. Überhaupt operiert er hier mit dynamischen Begriffen wie auch Berze in seinen Hypophrenien und Janet mit seiner Psychasthenie, während wir leider innerhalb der Psyche noch keinen Maßstab für dynamische Begriffe haben und deshalb in dieser Beziehung ganz im Dunkeln tappen und im Dunkeln Hypothesen aufstellen. Besser kennen wir bis jetzt die Qualitäten, und von diesen aus kann man doch recht viel erklären, ohne sich in gewagte Spekulationen einzulassen.

Reichardt bringt auch erkenntnistheoretische Erörterungen hinein. Solche sind zwar in der Medizin ziemlich überflüssig. Schleppt man sie aber doch herbei, so bringen sie meist Konfusion mit sich. Man kann sie deshalb nicht ganz ignorieren, solange es nicht allseitig geschieht.

Schon der Satz Reichardts „Das Gesetz von Ursache und Wirkung gilt auch für das menschliche Gehirn", mit dem er beweisen will, daß nur stark affektiv betonte und dauernde Vorgänge allenfalls ein wichtigeres psychisches Symptom hervorbringen können, ist eigentlich in diesem Zusammenhang ein Nonsens. Wir haben ja im Gehirn meist auslösende Ursachen (Bleuler 5), und wenn man den Satz im gewöhnlichen Leben so direkt verstehen dürfte, wie Reichardt ihn auf das Gehirn anwendet, so könnte der Funke im Pulverfaß keinen größeren Schaden anrichten.

Oft hört man auch die Behauptung, schließlich liege jedem Krankheitssymptom, auch einem „funktionellen", einem hysterischen, eine materielle Veränderung zugrunde; das ist richtig, insofern wir in unseren materialistisch orientierten Anschauungen für jedes psychische Geschehen einen materiellen Parallelvorgang im Gehirn annehmen; ein funktionierendes Neuron ist auch physisch etwas anderes als ein ruhendes, ebenso wie ein elektrisch durchströmter Telegraphendraht etwas anderes ist als ein stromloser. Wenn ein nervöser Schaltapparat das Psychokym passieren läßt, so muß er anders eingestellt sein, als wenn er es absperrt, ganz ebensogut, wie ein elektrischer Schaltapparat, wenn er durchströmt oder wenn er geschlossen ist.

Aber gerade darin, worauf es ankommt, ist die Behauptung unrichtig. Wenn eine Drüse nicht funktioniert, so kann ihre Substanz zu wenig labil, zu wenig reizbar sein; oder der sie reizende nervöse Apparat ist es; oder dieser ist einfach nicht eingeschaltet oder aktiv ausgeschaltet. Dieser Stellung liegt natürlich irgendein physisches Substrat zugrunde, das aber nicht das Substrat der Krankheit ist, denn es ist an sich nicht abnorm, daß die Drüse ausgeschaltet ist. Pathologisch ist bloß, daß sie unter Umständen ausgeschaltet ist, wo sie es nicht sein sollte. So ist es auch falsch, wenn Reichardt meint, wir müßten bei genügenden Kenntnissen das krankhafte Substrat einer hysterischen Armlähmung finden. Nach unserer Auffassung gibt es gar kein solches. Natürlich müßten wir auch hier die der Unterbrechung der zentrifugalen Bahn zugrunde liegende Schaltstellung finden können, aber diese Unterbrechung an sich ist nicht das Krankhafte. Am gleichen Ort, in gleicher Weise kann unter bestimmten Umständen auch in der Norm eine Unterbrechung bestehen. Was das hysterische vom gesunden Hirn unterscheidet, ist etwas Allgemeines, die Reaktionsform des Apparates, etwas, was man vergleichen könnte z. B. mit einem zu geringen Widerstand in den Leitungen oder mit einer zu leichten Auslösung von Krafteinschaltung in einem sich selbst regulierenden Apparat. Das Substrat der Krankheit ist also in der Allgemeinfunktion des Hirns zu suchen, das des Einzelsymptoms, das natürlich auch vorhanden ist, wäre identisch mit dem Substrat der momentanen Stellung des Schaltapparates.

Nehmen wir statt der elektrischen Einrichtung ein anderes Bild: in einem Hause sind die Fenster zum Auf- und Zumachen eingerichtet. Daß sie offen oder geschlossen sind, ist an und für sich nichts Abnormes. Daß sie aber offen sind, wenn sie geschlossen sein sollten, oder umgekehrt, das ist abnorm. Das Symptom, daß die Fenster zur unrichtigen Zeit geöffnet sind, wird sich also durch die anatomische Untersuchung des Hauses allein nicht nachweisen lassen; das Abnorme liegt in einem Verhältnis, das sich in der bloßen Anatomie des Hauses nicht ausdrückt. Der wirkliche Fehler liegt bei dem, der die Fenster geöffnet hat, oder bei einer Einrichtung wie etwa einem ungenügenden Verschlußapparat.

Ebenso sind die psychogenen Symptome nichts als eine auch sonst vorkommende Funktion, die unter abnormen Bedingungen arbeitet, wobei das Abnorme gewöhnlich in der Anlage des Nervensystems seinen Sitz hat, aber auch etwa in der besonderen Stärke eines psychischen Shocks, also in einem äußeren Umstande bestehen kann. Wenn der Kurzsichtige beim Lesen das Buch abnorm nähert, so ist das eine normale Funktion auf der Voraussetzung der Kurzsichtigkeit; nur diese ist das Krankhafte, die Annäherung ist die richtige Benutzung eines auch sonst bestehenden Mechanismus unter abnormen Bedingungen.

So gibt es kein krankhaftes Substrat eines psychogenen Symptoms; nur das Substrat der Disposition, auf der das Symptom erstanden, ist krankhaft.

Ähnlich bei anderen Krankheiten. Auch der Normale sperrt unter Umständen affektbetonte Komplexe ab; wenn man anatomisch das Substrat der Absperrung fände, so hätte man damit nichts Krankhaftes nachgewiesen. Der Schizophrene sperrt viel häufiger und anhaltender ab; erst dadurch wird die Absperrung zu einer krankhaften; an sich ist sie nicht abnorm, sondern ihr Verhältnis zu der veranlassenden

Ursache ist es, oder, wenn wir einen Schritt zurückgehen, die Krankheit liegt in der Disposition, welche die Absperrung schon bei Anlässen zuläßt oder herbeiführt, die im normalen Gehirn keine Absperrung bewirken würden. Die Bezeichnung der „Schaltung" ist dem Namen einer Einrichtung der elektrischen Anlagen entnommen, die ja manche Analogien mit dem Nervensystem haben. Der Begriff selbst ist ein unangreifbarer, wenn man in denselben nicht mehr hineinlegt als eben die Vorstellung der Tatsache, daß ein einzelner Vorgang im Nervensystem einen solchen Einfluß ausüben kann, daß vorübergehend oder dauernd andere Vorgänge dadurch gebahnt oder gehemmt oder qualitativ modifiziert werden. In diesem Sinne sind die funktionellen Symptome Störungen durch Schaltung, die organischen jedoch Störungen in der Art oder der Anordnung funktionierender Materie.

* * *

Eine gute Unterscheidung von physisch und psychisch ist dem Arzt Bedingung für ein gutes praktisches Handeln. Sowohl Diagnose wie Therapie hängen in vielen Fällen von einer richtigen Bewertung der beiden Faktoren ab. Wer sich vor Augen hält, daß psychische Symptome bei allen organischen Krankheiten vorkommen können, erspart sich manche Fehldiagnose und manchen therapeutischen Fehlgriff. Schmerzen z. B. bei einer multiplen Sklerose, die psychogen sind, darf man sich trotz der organischen Grundkrankheit nicht genieren, psychisch, z. B. mit larvierter Suggestion (etwa Pulv. sacch. lact.) zu behandeln. Verschreibt man andere Mittel, so wirkt im günstigen Falle doch nur die Suggestion, die aber sehr leicht wegbleibt, wenn man sich auf das Analgeticum verläßt. Zugleich hat man bei psychischer Behandlung den Vorteil, den Patienten weder an Drogen zu gewöhnen, noch ihm den Magen oder das Nervensystem zu affizieren, oder etwa durch lokale Behandlung seine Aufmerksamkeit noch mehr auf den leidenden Teil zu richten und die Vorstellung, daß dort eine Krankheit sitze, zu fixieren. Friedemann und Kohnstamm haben sogar auf psychanalytischem Wege einen äußerst schweren Basedow wieder arbeitsfähig gemacht, weil eben die praktisch wichtigen Symptome, wenn auch aller Wahrscheinlichkeit nach auf der Schilddrüsenkrankheit basierend, doch im wesentlichen psychogen waren. Die Schizophrenie ist im Grunde eine Prozeßpsychose; die äußere Symptomatologie ist aber zum großen Teil eine psychische, jedenfalls psychisch beeinflußbare — beeinflußbar heißt aber noch nicht lenkbar, denn wir haben die wirksamen Einflüsse noch lange nicht so in der Hand, wie wir gerne möchten. Immerhin kann man schon recht viel tun und vor allem recht viel Schaden vermeiden.

Gegen den zugrunde liegenden Hirnprozeß bei einem akuten Anfall von Schizophrenie ist kaum etwas zu machen; wir müssen aber erkennen, wann er vorbei ist, auch wenn die äußeren Symptome noch ein schweres Krankheitsbild vortäuschen; überlassen wir einen solchen Patienten seinem Schicksal, so ist er aller Wahrscheinlichkeit nach verloren, während eine psychische Behandlung, ev. ein Hinausstellen ins Leben im richtigen Moment, noch retten kann, was zu retten ist, und in vielen Fällen eine genügende „soziale Heilung" erreichen mag. Die rein physisch bedingten Psychosen aber werden bloßes Objekt der Pflege sein, und da ist es wichtig, weder den Kranken mit „Behandlung" zu plagen, noch die Familie mit jahrzehntelangen Kuren ökonomisch zu ruinieren. Trägt umgekehrt eine Psychose im wesentlichen reaktiven Charakter, so werden wir sie teils direkt psychisch behandeln, teils durch Beeinflussung der äußeren Umstände bessern.

Gibt es unzweifelhaft bei in ihrem Wesen organischen Krankheiten psychische Symptome, die psychisch zu behandeln sind, so ist **andererseits nicht alles, was körperliche Symptome macht, eine körperliche Krankheit.** Bei Lähmungen oder gar Anästhesien hält sich jeder vor Augen, daß sie psychogen sein können, kaum je aber bei einem Ekzem (wo ein solcher Zusammenhang jedenfalls äußerst selten ist), aber auch viel zu wenig bei manchen anderen Krankheiten, wo psychische Genese oft vorkommt oder gar die Regel ist. Allerlei Menstruationsstörungen in bezug auf die Stärke der Blutung oder auf die Zeit (also nicht bloß die Schmerzen) sind häufig psychisch bedingt; die Kolitis membranacea gilt jetzt mit Recht als ein meist oder immer psychogenes Symptom; die Sekretionsstörungen des Magens sind gewiß zum großen Teil psychisch bedingt und wenn sie chemisch noch so gut zu fassen sind. Daß es psychogenes Fieber gibt, ist jetzt sicher; Erhöhung bestehenden Fiebers durch psychische Einflüsse kannte man schon lange, z. B. nach den Besuchtagen in den Spitälern. Es wäre interessant, auch auf fieberherabsetzende Einflüsse zu fahnden[1]). Die gewöhnliche Verstopfung, sei sie habituell oder unter bestimmten Bedingungen auftretend, ist ein psychisches Symptom. Mit Laxantien kann man in diesen Fällen den Darm mehr oder weniger malträtieren, die Defäkation durch Gewöhnung von chemischen oder physikalischen Eingriffen abhängig machen, überhaupt die Heilung erschweren, aber nicht direkt eine Besserung erreichen, während auf psychischem Wege der Darm definitiv zur richtigen Funktion erzogen werden kann.

Reichardt erklärt es zwar für ausgeschlossen, daß suggestive Ursachen von Magen-Darmveränderungen seien. Schon direkte Suggestion kann

---

[1]) Mohr (Zur Kenntnis der Beeinflussung vegetativer Zentren durch die Hypnose. Münch. med. W. S. 1914, S. 2030) hat psychogenes Fieber durch Hypnose geheilt, wieder hervorgerufen und wieder geheilt.

aber in dieser Beziehung sehr viel tun — ein Teil der Magensymptome selber beruht ja auf Suggestion. Kohnstamm hat sich die Mühe genommen, Magensaftuntersuchungen bei Kranken, die er hypnotisierte, zu machen, und hat dabei die Wirkung der Suggestion festgestellt. Wir wissen ferner, wenn man die alltäglichen Erfahrungen des Laien nicht beachten will, daß oft die Säurebestimmung im Magensaft ganz anders ausfällt, ob man ein beliebiges Probeessen oder eine „Appetitmahlzeit" (Fischer) gebe. An Pawlow sei nur im Vorbeigehen erinnert. Man vergleiche auch die oben angeführte Auffassung von der psychischen Entstehung des Magengeschwürs via übertriebenen Tonus der Muscularis mucosae.

Was ferner psychisch beeinflußbar ist, ist deswegen noch lange nicht psychische Krankheit, ebensowenig wie der Schmerz beim Zahnausziehen ein psychogener ist, weil er sich durch Hypnose vermeiden läßt. Ein Fieber, das psychisch beeinflußbar ist, ist deshalb noch kein psychogenes. Organische Lähmungen sind nicht selten stark von psychischen Einflüssen abhängig. Wenn ein manischdepressiver Anfall ausnahmsweise durch psychische Einflüsse ausgelöst und sogar gelegentlich einmal anscheinend auf psychischem Wege geheilt werden kann, so schließen wir nicht, daß die Krankheit als solche psychisch sei, und therapeutisch verhalten wir uns doch in den meisten Fällen am besten einfach abwartend (vgl. den Fall von Caries der Wirbelsäule oben, S. 7).

Mit diesen ganz allgemeinen Gesichtspunkten sind aber die möglichen Fälle noch lange nicht erschöpft. Unter den komplizierteren Vorkommnissen sei hingewiesen auf die Onanie, bei der man lange Zeit einen kolossalen Schaden durch Verlust an Eiweiß oder an den „edelsten Bestandteilen" behauptete. Der Psychiater aber sieht seine Schizophrenen und Idioten oder moralisch Defekten, die sich keine Gewissensbisse und keine Sorgen für die Gesundheit machen, oft jahrzehntelang maßlos onanieren, ohne daß das einen merkbaren Einfluß auf den Verlauf der Krankheit oder das übrige Befinden der Patienten hätte. Die Wirkung geht also offensichtlich via Gewissensbisse und Angst vor Schädigung. Seit man das gemerkt hat, kann man manchen schwer Nervenkranken auf die einfachste Weise heilen und andere vor Verzweiflung bewahren, ohne sie gerade zu Zynikern zu machen.

Schwangerschaft- und Wochenbettpsychosen haben offenbar eine sehr verschiedene und recht komplizierte Ätiologie. Ein großer Teil der Puerperalpsychosen ist gewiß psychogen, wenn auch manchmal auf einer Disposition, die an sich schon eine Psychose ist, wie eine bisher latente Schizophrenie, — puerperale Amentiaformen, die auf der früher so gewöhnlich angeschuldigten Infektion beruhen würden, sehen wir hier sozusagen nie. Bei den Graviditätsdepressionen bekommt man den bestimmten Eindruck, daß die psychischen Ursachen, wenn sie überhaupt nachweisbar sind, auf einer irgendwie gearteten körperlichen

Basis wirken. Leider sind diese Dinge vorläufig mehr für das theoretische Verständnis als für die Behandlung von Bedeutung.

Bei manchen Krankheitszuständen haben wir einen geschlossenen Circulus vitiosus vor uns, wo psychische und physische Störungen einander verstärken. Euphorie, irgendwie entstanden, befördert einen normalen Ablauf aller körperlichen Funktionen; dieser wiederum erhöht die Euphorie. Zu den früher erwähnten Beispielen mögen noch die Magenstörungen gefügt werden, die oft Depression machen, während Depression noch häufiger Magenstörung mit sich bringt. In solchen Fällen ist es wohl unter Umständen nicht so wichtig, wo man angreift, wenn man nur den Kreis unterbrechen kann; aber man muß immerhin des Zirkels sicher sein und nicht wie gewisse Autoren die so häufigen cyclothymen Magenstörungen lokal resp. diätetisch behandeln, bis die Krankheit in ihre positive Phase eintritt, um dann die Heilung der Therapie zuzuschreiben.

Interessant wären auch die Beziehungen von körperlicher und psychischer Konstitution, wenn wir nur mehr davon wüßten. Immerhin macht es den Eindruck, daß psychisch rasche Reaktion mit ähnlichem Verhalten auf physischer Basis verwandt sei. Affektive und vasomotorische Labilität sind vielleicht nur verschiedene Erscheinungsweisen der nämlichen Eigenschaft. Aber auch auf chemischem Gebiete trifft man Analogien. Manche psychisch erregbaren Leute erschöpfen sich auch bei körperlichen Anstrengungen leicht und können nicht lange ohne Nahrung sein, wobei es sich um ein physisches Bedürfnis handeln muß, da nicht zu selten Acetongeruch auf Angreifen des Körpereiweißes hinweist. Wir finden auch unter unseren Geisteskranken und unter Idioten, manchmal aber auch unter geistig gesunden, ,,nervös" reagierenden Leuten solche, die wie Kinder sehr rasch auf kleine Infektionen mit hohem Fieber antworten, um innert kurzer Zeit wieder normal zu sein. Wir werden hohes Fieber bei solchen Leuten anders bewerten als bei torpider Reagierenden. Natürlich haben auch körperliche Schmerzen bei einem ruhigen, sich beherrschenden Patienten eine ganz andere Bedeutung wie bei einem ,,Nervösen". Ich möchte durch diese Andeutungen nur zu Beobachtungen auf diesem Gebiete ermuntern.

Bei den Neurosen liegt die ,,Krankheit" gewöhnlich in den dispositionellen Momenten; die Symptomatologie aber und damit das, was den Patienten eigentlich zum Arzt führt, ist in psychischen Mechanismen begründet. Durch Behandlung der Disposition, die ja gewöhnlich eine angeborene Reaktionsweise sein wird, ist natürlich nur selten viel zu erreichen, wenn auch unter Umständen eine Kräftigung im Gebirge oder eine Wasserkur einmal direkt wirken mag. Man muß also, ob man wolle oder nicht, die Symptome in Behandlung nehmen. Sich zu zanken, ob mit dem Symptomlosmachen einer Neurose die Krankheit ,,geheilt" sei oder nicht, ist sehr unnötig. Das eigentlich Krankhafte, die Disposition, können wir, wie gesagt, meist nicht einmal bessern, geschweige heilen, und wenn alle Symptome andauernd weg sind, so können wir wohl von einer Krankheit im gewöhnlichen Sinne kaum mehr reden; jedenfalls ist für gewöhnlich nicht mehr zu tun. Da die Symptome psychisch beeinflußbar sind, führen viele Wege zum Ziel, sowohl die direkteren psychotherapeutischen als diejenigen, die bewußt oder unbewußt mit chemischen oder physikalischen Prozeduren larvierte Suggestion treiben. Das Wichtige in diesen Fällen ist die Persönlichkeit und oft der Instinkt des Arztes. Ich kann mich hier natürlich nicht in eine Diskussion der allgemeinen Therapie der Neurosen einlassen, ich fühle mich nicht einmal kompetent dazu, nur das möchte ich bei der Gelegenheit sagen, daß es eine der wichtigsten Aufgaben ist, die Patienten ins reale Leben einzuführen, und daß Erziehung zum Nichtstun viel zu viel, und Erziehung zu dem, was den krankmachenden Momenten am meisten entgegenwirkt, zur Arbeit, viel zu wenig geübt wird.

Im speziellen haben wir bei den Neurosen nicht nur nach physisch und psychisch zu fragen, sondern auch innerhalb der psychischen Ursachen ist es wichtig, die Rolle der einzelnen Faktoren herauszuheben. Wo die Nosophilie das Wesentliche ist, muß man versuchen, den Leuten einen anderen Ausweg oder ein anderes Interesse am Leben zu geben. Wo das nicht möglich ist, kann man den Fall wohl aufgeben. In dieser Beziehung ist vielleicht erwähnenswert, daß ich vor der Besprechung der zu ergreifenden Maßnahmen die intelligenteren Neurotiker zu fragen pflege, ob sie eigentlich geheilt werden wollten. Fast alle begreifen nach einem kurzen Moment des Staunens, das übrigens nicht zu selten ganz fehlt, die Frage vollständig, und so weit ich gesehen, hat sie mir noch keiner übel genommen. Wer nicht gesund werden will, wer ohne an einer Psychose erkrankt zu sein, ruhig erklärt: wenn ich gesund wäre, wüßte ich nichts mit mir anzufangen, zu Hause sind die Zustände unleidlich und anderswohin kann ich nicht, da mir mein Stand das Arbeiten verbietet, der ist bis auf weiteres als bloßes Objekt der Pflege zu betrachten. In ganz leichten Fällen allerdings mag eine Schärfung des Gesundheitsgewissens gelingen und etwas nützen.

Ist aber ein krankheitsauslösendes Ereignis oder ein Komplex nicht zufällig ergriffenes Mittel zum Zweck, sondern die wesentliche Ursache der krankhaften Reaktion, dann hat man zu handeln. Man wird aber in Komplexfällen anders handeln als in denen, wo eine bloße Gewöhnung vorliegt. Übergänge bilden die Fälle, wo ein einmaliges affektvolles Ereignis die krankhafte Assoziation einleitete, wie bei der Patientin Riklins, die „Rheumatismen" bekam, wenn sie auch unter ganz gleichgültigen Umständen im Grase lag, nachdem sie sich bei einer

Geburt im Freien einmal erkältet hatte. In solchen Fällen mag Bewußtmachen des Zusammenhanges zur Heilung genügen. Wo außer der Assoziation durch Gewöhnung nichts von Belang vorliegt, ist eben die krankhafte Gewöhnung durch eine andere zu ersetzen. Die Gewöhnung, etwa nach Genuß bestimmter Speisen Magenschmerzen zu bekommen, oder nicht schlafen zu können, ohne ein Glas Bier getrunken zu haben, ist den zielbewußten Maßnahmen eines geschickten Arztes meist zugänglich, wenn der Patient wirklich geheilt sein will. Namentlich bei Kindern sind eine Menge nervöser Symptome dieser Genese durch richtiges Anpacken rasch zu beseitigen.

Hierher gehören auch die früher (S. 32 ff.) erwähnten Relikte, die meistens durch Suggestion mit oder ohne Hypnose zu beseitigen sind.

Wenn ich hier von Anhaltspunkten für das therapeutische Handeln redete, so schließe ich unter dem letzteren namentlich das Nichthandeln am richtigen Ort ein. Manche Kranke sind praktisch gesund, wenn man ihnen das Medizinieren abgewöhnt hat. Behandeln, wo es nichts nützt, schadet; man soll alle Patienten, die sich auf eigenen Beinen halten können, auch wenn das einige Anstrengung verlangt, ohne Krücken gehen lassen. Rieger hat einen ausgezeichneten Begriff und Namen geschaffen mit seiner iatrogenen Hypochondrie. Diese kommt nicht nur von schlechten Diagnosen und unvorsichtigem Schwatzen, sondern gewiß am meisten von unvorsichtigem und unnötigem Behandeln.

Ein besonders klares Beispiel, wie Zuhilfenahme chemischer Mittel einen Zustand verschlimmern kann, bietet die Dipsomanie. Auf verschiedenen Dispositionen, von denen zurzeit nur die epileptischen, schizophrenen und manisch-depressiven beschreibbar sind, kommen Verstimmungen vor. Nimmt nun der Träger dabei Zuflucht zum Tröster Alkohol, so werden die Verstimmungen stärker und häufiger, und der Trieb, sich dabei zu betäuben, wird ein ganz unwiderstehlicher; die Dipsomanie ist fertig und kann nur dadurch gebessert und in einzelnen Fällen geheilt werden, wenn der Patient lange genug in Klausur kommt, um eine ganze Anzahl von Anfällen ohne Alkohol durchzumachen.

Bei der Dipsomanie ist der Arzt gewöhnlich nicht der Schuldige, wohl aber bei verschiedenen anderen periodischen Übeln, die ganz nach dem Typus der Dipsomanie verlaufen, bei Verstimmungen oder gewissen Formen von Kopfweh, die durch Medikamente schlimmer und häufiger gemacht werden. Es ist wie wenn die Erleichterung, die durch das Mittel erzielt wird, zum Selbstzweck und damit zu einer Art periodischer Sucht nach dem Mittel würde, etwa so, wie es Ehepaare gibt, die von Zeit zu Zeit einen Streit haben müssen, weil das Schönste im Eheleben die Versöhnungen seien.

Gewiß habe ich niemandem viel Neues gebracht; ich weiß sogar, daß ich an manchen Stellen Gemeinplätze streifte; ich weiß aber auch, daß solche Sachen noch oft gesagt werden müssen; und außerdem glaube ich gezeigt zu haben, daß in dieser Richtung das Gebiet, das erforscht werden sollte, unendlich ausgedehnter ist als jenes, das wir kennen. Auch deshalb mag eine Anregung am Platze sein.

Zusammenfassung.

Auf psychopathologischem Gebiete entsteht eine Krankheit oder ein Symptom fast nur durch Zusammenwirkung verschiedener Bedingungen.

Unter diesen Bedingungen finden wir fast immer eine (oder mehrere) physische und eine (oder mehrere) psychische.

Die Begriffe der physischen oder psychischen Genese decken sich nahezu mit den Begriffen von organisch und funktionell, soweit diese auf die Psychopathologie angewendet werden.

Nur in (seltenen) Grenzfällen ist bloß eine physische oder bloß eine psychische Genese anzunehmen.

Die Fragestellung ,,physisch oder psychisch?" ist also meistens falsch und sollte ersetzt werden durch: inwiefern physisch und inwiefern psychisch?

Am häufigsten schafft das Physische die Disposition, das Psychische die Auslösung; oder letzteres bestimmt die Symptomatologie in ihren Einzelheiten: Bei einem Disponierten löst Haft eine Psychose aus. Wenn irgendeine Hirndegeneration besteht, können gewisse Erlebnisse hysteriforme Symptome auslösen. Die epileptische Vergiftung macht das Denken unklar und schafft eine bestimmte Stimmung: Affekt und Komplexe bestimmen den speziellen Inhalt des Dämmerzustandes.

Es gibt aber auch psychische Dispositionen: ein affektvolles Ereignis schafft einen locus minoris resistentiae, so daß spätere psychische Traumen im Sinne des ersten Ereignisses verstärkte, evtl. pathologische Wirkung bekommen. Faulheit und falsche Erziehung machen Nosophilie, eine Gelegenheitsursache die Krankheit. Erschwerter Kontakt mit der Umgebung (Taubheit) schafft den Boden von Mißtrauen und Reizbarkeit, auf dem durch bestimmte Ereignisse Psychosen ausgelöst werden können.

Oft wirken disponierende und Gelegenheitsursachen im nämlichen Sinne und summieren sich dann; eine leichtere organische Gedächtnisstörung wird bei denjenigen Leistungen manifest, bei denen die Erinnerung besonders schwierig ist oder ein Widerstand besteht. Oder die Gelegenheit ,,benutzt" irgendeine krankhafte körperliche Disposition, um ein Krankheitssymptom hervorzubringen. (,,Körperliches

Entgegenkommen" Freuds.) Ein schwacher Magen wird benutzt, um Verdauungsstörungen zu bekommen. Die Disposition zu Erbrechen bei Schwangeren wird benutzt, um die Abneigung gegen das Tragen eines Kindes vom ungeliebten oder ambivalenten Manne auszudrücken.

Körperliche Vorgänge können die Idee des Krankseins hervorrufen, die hinwiederum körperliche Krankheitssymptome schafft: viele Menstruationsbeschwerden.

Eine vorübergehende körperliche Krankheit oder ein sonstiges Ereignis kann eine Assoziation stiften, die nachher schwer zu lösen ist: Schmerzen nach einem Knochenbruch, nach Zoster; Tics.

Das Körperliche schafft Neigung oder Notwendigkeit für einen bestimmten Vorgang, psychische Einflüsse bestimmen die Zeit des Eintritts und evtl. die Art des Vorganges: Miktion, Schlaf, Erschöpfung usw. Weckbarkeit in Schlaf und Delirien.

Ein Teil der Dispositionen ist chemisch. Aber das Psychische kann auch die chemischen Vorgänge beeinflussen: Die Umschaltung im Zentralnervensystem beim Einschlafen verwandelt Katabolismus in Anabolismus.

Beeinflußbarkeit einer Krankheit auf psychischem Wege beweist noch lange nicht deren psychische Genese (eine Ermüdung wird überwunden, ein Schmerz vergessen, ein epileptischer Anfall unterdrückt oder verschoben).

Körperliche Symptome beweisen nicht die körperliche Genese der Krankheit: hysterische Diarrhöe, Menstruationsstörungen.

Bei den Halluzinationen haben wir zwei Klassen zu unterscheiden: Solche, die im wesentlichen nach außen projizierte Vorstellungen sind, und solche, die aus abnormen Reizen im peripheren oder zentralen Nervensystem entstehen. Die letzteren erscheinen im Delirium tremens als Visionen von Tieren und Menschen und als Tasthalluzinationen; in den organischen Geisteskrankheiten als Parästhesien mit wahnhafter Auslegung in bezug auf den eigenen Körper, in den Schizophrenien als Körperhalluzinationen, deren Ursache in die Außenwelt verlegt wird.

Gewiß beruhen die meisten Schizophreniearten, wenn nicht alle, auf einer toxischen oder anatomischen Veränderung im Gehirn, deren primäre Symptome wir noch sehr wenig kennen, auf denen aber psychische Mechanismen die meisten der manifesten Symptome zeitigen.

Das manisch-depressive Irresein ist, wenn auch in den einzelnen Anfällen dann und wann einmal psychisch auslösbar, im wesentlichen doch eine physisch bedingte Krankheit.

Bei den organischen Psychosen bedingen die physischen Prozesse den größten Teil der Symptomatologie, die nur in sehr geringer Weise durch psychische Einflüsse modifiziert wird.

Eine scharfe Trennung zwischen Reaktions- und Prozeßpsychosen ist praktisch deshalb nicht ganz durchführbar, weil eben bei der nämlichen Krankheit häufig beiderlei Ursachen zusammenwirken.

Bei den Neurosen besteht fast immer eine Disposition in der Anlage, auf der veranlassende Ursachen die Krankheit auslösen, aber nur dann, wenn noch bestimmte psychisch disponierende Momente hinzukommen, wie Krankheitswunsch bei ungenügendem Gesundheitsgewissen, aber auch Krankheitsfurcht oder rein assoziative resp. als Gewöhnung zu taxierende Momente. Gewöhnung spielt namentlich bei Kindern so oft die wesentliche Rolle.

Außerdem sind wichtig die Relikte der Krankheiten: Schmerzen nach einem Trauma oder einer schmerzhaften lokalen Krankheit, Selbstmordtrieb nach depressiver Katatonie, Schlaflosigkeit nach Melancholie u. dgl.

Manchmal setzt ein psychischer Einfluß einen physiologisch oder erworben vorgebildeten Funktionskomplex in Bewegung; daher die Einförmigkeit vieler nervöser Syndrome von Fall zu Fall, Globus hystericus, Asthma, Angst, Diarrhöe, Erbrechen, gewisse Formen des hysterischen Anfalles, epileptiformer Anfall, gewisse Menstruationsstörungen.

Die genaue Unterscheidung der physischen und psychischen Ursachen ist für unser therapeutisches Handeln von großer Wichtigkeit. Bei psychischer Genese sind differente Mittel mit großer Reserve zu benutzen. Ein Paradigma, wie gewisse periodische Störungen (z. B. Kopfwehanfälle u. ä.) durch chemische Mittel erst zur eigentlichen Krankheit werden können, ist das Syndrom der Dipsomanie, das erst durch den Gebrauch von Alkohol zur Linderung gewisser Verstimmungen erzeugt wird.

Literaturverzeichnis.

1. Abraham, Über hysterische Traumzustände. Jahrbuch f. psychoanalytische u. psychopathol. Forschungen 2. 1910.
2. Berze, Die primäre Insuffizienz der psychischen Aktivität. Leipzig u. Wien 1914. Deuticke.
2a. Binswanger, O., Hystero-somatische Erscheinungen bei der Kriegshysterie. Monatsschr. f. Psych. u. Neurol. 38. 1915.
3. Bleuler, Gruppe der Schizophrenien in Aschaffenburgs Handbuch der Psychiatrie. Wien 1911. Deuticke.
3a. — Zur Therapie des Herpes zoster. Neurol. Centralbl. 1899, Nr. 22.
4. — Affektivität, Suggestibilität, Paranoia. Halle 1906. Marhold.
5. — Psychische Kausalität und Willensakt. Zeitschr. f. Psychol. u. Physiol. d. Sinnesorgane 69, 30. 1913.
6. Böhme, Enuresis und ähnliche Blasenstörungen im Felde. Münch. med. Wochenschr. 1915, S. 726.
7. Cloetta, Über die Wirkungsweise der Schlafmittel. Vortrag in der Sitzung der naturforschenden Gesellschaft. Zürich, 11. I. 1915.

8. Fischer, Der Einfluß des Appetits auf die Magentätigkeit und seine Bedeutung für die funktionelle Magendiagnostik. Münch. med. Wochenschr. 1911, Nr. 7, S. 345.

9. Friedemann u. Kohnstamm, Zur Pathogenese und Psychotherapie bei Basedowscher Krankheit. Zeitschr. f. d. ges. Neur. u. Psych. Orig. 23, 1914.

10. Gensler, Über die Wirkung der Hypnotica (Neuronal) bei normalen und bei psychisch erregten Zuständen. Zürcher Diss. 1914. Archiv f. experim. Pathol. u. Pharmakol. 77, Heft 3/4.

11. Hamburger, Psychotherapie im Kindesalter. Wiener med. Wochenschr. 1914, 1313.

12. Januschke, Einige physiologische Gesichtspunkte in der Behandlung des Magengeschwürs und verwandter Zustände. Therap. Monatshefte 1914, S. 244.

13. Jaspers, Allgemeine Psychopathologie. Berlin 1913. Springer.

14. Kohnstamm, System der Neurosen vom psychobiologischen Standpunkte. Ergebnisse der innern Medizin u. Kinderheilkunde 9, 392. 1912.

14a. Kraepelin, Erwartungsneurose in Psychiatrie, VIII. Aufl.

15. Lewandowsky, Die Hysterie. Berlin 1914. Springer. Siehe auch Handbuch der Neurologie 5.

16. Meyer, Max, Zur Frage der Toxizität des Blutes genuiner Epileptiker. Monatsschr. f. Psych. u. Neurol. 31, 56. 1912.

16a. Meyer-Rüegg, Geburtshilfe des Praktikus. Stuttgart 1910. Enke. S. 43.

17. Müller, Herm., Beiträge zur Kenntnis der Hyperemesis gravidarum. Zürcher Diss. Psych. Neurol. Wochenschr. 10, Heft 12, S. 93. 1908.

18. Nissl, Fall Dahl. Beiträge zur Frage nach den Beziehungen zwischen klinischem Verlauf usw. 1, Heft 3. Berlin 1915. Springer.

19. Reichardt, Untersuchungen über das Gehirn (Arbeiten aus der psychiatrischen Klinik zu Würzburg). Jena 1914. Fischer.

19a. Roth, Pseudochloroformnarkose. Korrespondenzbl. f. Schweiz. Ärzte 1889, S. 29. Basel.

19b. Rosenbach, Warum und in welchen Grenzen sind anästhesierende Mittel bei entzündlichen Prozessen wirksam? Münch. med. Wochenschr. 1906, S. 857.

20. Schuppius, Das Symptomenbild der Pseudodemenz und seine Bedeutung für die Begutachtungspraxis. Zeitschr. f. d. ges. Neur. u. Psych. 12, Heft 4 u. 5. 1914.

21. Seelert, Paranoide Psychosen im höheren Lebensalter. Archiv f. Psychiatrie 55, Heft 1, S. 1. 1914.

22. Spieß, Die Bedeutung der Anästhesie in der Entzündungstherapie. Münch. med. Wochenschr. Heft 8. 1906.

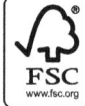

MIX
Papier aus verantwortungsvollen Quellen
Paper from responsible sources
FSC® C105338

If you have any concerns about our products,
you can contact us on
ProductSafety@springernature.com

In case Publisher is established outside the EU,
the EU authorized representative is:
**Springer Nature Customer Service Center GmbH
Europaplatz 3, 69115 Heidelberg, Germany**

Printed by Libri Plureos GmbH
in Hamburg, Germany